東大病院研修医

駆け出し女医の激闘日記

安川佳美
Yasukawa Yoshimi

Chuko Shinsho La Clef
471

中央公論新社

プロローグ——医者の卵から、医療現場の下っ端へ

二〇一一年四月一日、私は晴れて医者になりました。前作では、当時まだ現役の研修医だったこともあり、尽きない研修エピソードと心の叫びの放出はぐっとこらえ、医者の卵としての医学部時代を中心に、書き綴らせていただきました。

過ぎ去った時代、今は身を置いていない場所だからこそ、俯瞰で見られる部分はあると思います。かといって、説得力のある生々しさは失いたくないわけで、研修医の立場で目の当たりにした医療現場の実態を、そこで感じた思いの数々を吐露するなら、今が最適のタイミングだと思いました。

現在の私は、二年間の研修をなんとか無事に修了し、今後は自ら選んだ科で、専門性に磨きをかけていくことになります。研修医ならではの、フラットな視点とみずみずしい感性のすべてはもう取り戻せないし、むしろそれをある程度失っていかないことには、プロフェッショナルとしては立ち行かないと思うのです。

一作目『東大脳の作り方』（平凡社新書）で描いたのは、努力を裏切らない「勉強」の世界で、じわじわと不気味にのし上がり、日本の最高峰に到達するまでの一八年間。強烈な上昇志向と、他人に流されない意志の強さ、マイペースすぎるくらいの遂行力に任せておけば、物事は自然と転がりました。私に、学歴社会で勝つための素質があったとしたら、いい意味で単細胞になり、こうと決めたら迷わず猪突猛進することに、疑問を感じない能力だったと思います。

二作目『東大医学部――医者はこうして作られる』（中央公論新社）では、東京大学に入学して卒業するまでの六年間を書きました。医学部のカリキュラムは、それなりに要求度の高いものでしたが、概してお気楽なスタンスでこなし、すばらしき温室での日々が、一年また一年と過ぎ去っていきました。

このまま医者になってよいものかと、時折思いだしたかのように悩んでは、実習での患者や先輩医師との交流を通じて、やっぱり自分は間違ってはいないと思い直す。今は流れに身を任せることが正解なのだと言い聞かせ、目の前の課題一つ一つを着実に消化してきた六年間でしたが、その経過で医者という職業への思い入れが、劇的に育つことはありませんでした。小規模な迷走と揺り戻しをくり返し、〝医者になる〟ことの本質を理解しないまま、二四歳で研修医になりました。

そして今作。駆け出しの一年目を外の市中病院で研修し、二年目を迎えるにあたって、母校である東大病院に帰還。長い長いモラトリアムの果てにたどりついたのは、大学病院の最下層でした。東大に入るまで、入ってから、そして出てから……。東大三部作ともいえる、私のこれまでの作品の完結編として、東京大学医学部附属病院を舞台にした研修医生活を中心に、お届けしたいと思います。

本書の構成としては、第1章で一年目の市中病院での研修に触れ、以降の章では東大病院で勉強させてもらったすべての科について、研修カリキュラム上の位置づけも加味しつつ、完全な時系列ではなく科ごとに章分けする形をとりました。

また、今作は新書での出版ということで、同じく新書で出した処女作の『東大脳』（平易すぎる文体とざっくばらんな表現で、新書らしからぬ好評・悪評をいただいた）を思いだし、これまで以上に読みやすい文章と構成を心がけました。

多忙を極める毎日のなかで、医療へのやりがいをどこまで見いだせたのか。大学病院という巨大組織の内部に自分の居場所を見つけ、一歯車になることはできたのか。東大病院ならではのドラマや人間模様、雑多な小ネタも挟みながら、そういった問いへの自分なりの答えと、先延ばしにしつづけてきた決断の行方が浮かび上がってくるような、作品になったのではないかと思っております。

目次

第6章――耳鼻咽喉科　149

第7章――第一外科（大腸肛門外科）　167

第8章——形成外科　

本文ＤＴＰ／今井明子

東大病院研修医

駆け出し女医の激闘日記

研修期間	
駆け出し 研修医時代	2011・4－2012・3
精神科	2012・4 & 11
産婦人科	2012・6
救急部	2013・2－3
地域医療	2012・5
耳鼻咽喉科	2012・7－8
第一外科 （大腸肛門外科）	2012・8－9
形成外科	2012・12－2013・1
第三外科 （胃食道外科・ 乳腺内分泌外科）	2013・4－6

第1章

駆け出し研修医時代

研修医って何者？

まず、「研修医＝医師免許を持たない医者見習い」と思っている方が、たまにいらっしゃるのですが、それは大きな間違いです。全国津々浦々の研修医たちを代表して、ここに全力で訂正させていただきます。

どうやら、かつては医師国家試験の前に、「インターン」と呼ばれる立場で病院実習を行っていたようで、とりわけ年輩の方に、上記の誤解が多いように感じます。そこで、本書で綴られる、各科における研修エピソードを通じて、医療の現場を知っていただくにあたり、研修医とはそもそも何者なのか、その研修システムはどうなっているのか、はじめにご紹介したいと思います。

医学部最終学年の六年生時の二月下旬に、医師国家試験を受験し、約一ヵ月後の合格発表で合格した医学生のみに、医師免許が発行されます。不合格者は、次年度の国家試験までの一年間を、「国試浪人」として過ごすことになります。

在籍する大学から卒業証書をもらい（医学部の場合、卒論はないが秋〜冬に卒業試験が行われ、全科目の試験にパスすることが卒業の要件となる）、国家試験に受かって無事に医師免許を取得したところで、四月から医者として働ける権利を得ます。

俗にいう研修医は、正式名称を初期臨床研修医といい、期間は二年間。理論的には、免許さえ持っていれば、どの病院でも診療業務に従事できるはずですが、厚生労働省の取り決めにより、この二年間の初期研修を修了していないかぎり、病院から正式なスタッフ（常勤医）としては雇ってもらえません。〇〇科医、と特定の診療科の医師を名乗ることもできません。実質的には、医師免許取得と、初期研修修了の二つが、医者として生きていくうえでの、必要最低条件になっているのです。

研修を行う病院は、自分である程度選ぶことができます。医学部六年生時（既卒の場合もあり）の七月から九月にかけて、臨床研修制度を採用しているすべての病院（全大学病院と、一定規模以上の市中病院）で、採用試験が行われます。医学生はそのなかから、自分が希望する病院の試験をいくつか受験し、後日それらを希望順位順にウェブ上で登録します。

病院側も、自分のところの試験を受けた全学生を、採りたい順に登録し、双方の意思表示が出そろった段階で、マッチングシステム（医学生の就職活動のようなもの）によって、各々の研修先が決まっていきます。二年間を同じ病院で研修する人もいれば、一年ずつ別の病院で研修するプログラムもあります。私は、一年目を都内の市中病院、二年目を母校の大学病院で研修しました。

臨床研修制度が始まる以前には、卒後すぐに自分の志望科に直接入局し、その科のこと以外は学ぶ機会のないまま、キャリアを積み専門性を磨いていました。ところが、今現在「研修医」と呼ばれている医者は、どの科にも所属していない、宙ぶらりんの立場。厚生省の規定（必修科目など）に則った、各病院の提供するプログラムに従って、志望科が決まっている・いないにかかわらず、内科系も外科系も、幅広く学んでいくことになります。

そのため、しめて二四ヵ月の研修期間は、二〜三ヵ月のコマ切れにされ、次から次へと科を流浪する日々。これを〝ローテート〟と呼びます。「自分の専門以外の患者はお断り」な医師を撲滅し、「どんな患者であっても、ある程度抵抗なく診られる」、ジェネラルな医師を育てる……これが今年で一〇年目を迎える、美しき「スーパーローテート制度」です。

ただし、研修プログラムの設定には、研修施設ごとの裁量も残されており、「内科重点プログラム」や「産婦人科重点プログラム」など、あらかじめ偏りを持たせたプログラムも存在し、志望科への意思の固い人などが、選択できるようになっています。

夏の就職活動と、秋以降の卒業試験、そして冬の国家試験と、季節ごとに胃の痛くなるイベントを経て、ようやく始まる二年間の研修医生活。過重労働が横行し、うつ病などでのドロップアウトや自殺者が後を絶たなかった時代に比べると、状況はかなり改善され、今の研修医は守られた立場にあるとは思いますが、それでもまだまだ、恵まれた労働環境とは言えません。

連日の長時間勤務に、当然のごとく課せられる休日出勤。時間外手当は、現状をまるで反映しない微々たるもので、「切なくなるだけだから、給料を時給換算してはならない（ファストフード店のアルバイト以下だったりする）」というのが、お約束になるほどの薄給ぶり。

地方の市中病院は、そういった面では比較的恵まれているようですが、そのぶん医者の数も少なく、一人あたりにかかる負荷は増します。「二年間は修業。理不尽さに鈍くなる」というのが、本邦の研修医たちの共通認識になっているのは、確かだと思います。

大学時代までの、ぬくぬくとしたモラトリアムから、突如過酷な環境に放り込まれ、キャパオーバーの危機を幾度となく感じながら、それでもなんとか奮闘を続ける、病院の転勤族。それが、研修医なのです。

一日が長い！　はじめて肌で感じた医療

医師国家試験に合格し、マッチングで激戦を勝ち抜いた私は、都内の某病院にて二〇一一年四月より、初期臨床研修をスタートさせました。

その病院では、一年目のうち半分の六ヵ月は、内科二種を三ヵ月ずつローテーションすることになっており（残り六ヵ月は麻酔科と外科を三ヵ月ずつ）、同期総勢一一名で話し合って、各々のローテーションのパターンを決定しました。その結果、社会人なりたての当時、臨床能力値としては限りなくゼロに近い私は、初期研修最初の三ヵ月を、消化器内科で過ごすことになりました。

こうしてスタートした研修医生活でしたが、四月は今思い返しても、ストレスフルな毎日でした。最初の一週間は教育期間扱いで、そもそも患者を受け持っていなかったし、その後も四月いっぱいは、一年生への負荷はセーブぎみで、最大でも五人程度しか持たされなかったため、業務の絶対量としては少ないはずなのですが、当然ながら一つ一つの処理スピードは遅いし効率も悪い。大したことはしていないのに（から？）、なんとも言えない倦怠感が蓄積していく感じで、この時期は一日がすごく長かったように思います。

検査・処方・点滴もろもろのオーダー、カルテやサマリーの書き方、看護師さんへの指示の出し方、点滴や血液培養、動脈採血といった基本的手技……これらのうちの何一つとして、私たちは医学部で学んできていません。

病棟に配属になって、患者を受け持ったとたんに降りかかってくる業務のすべては、自分にとって新規のものなのに、時間はそれらをこなせている前提で進んでいきます。ミスにミスが重なって、そのリカバーで時間をとられて……とやっているあいだに疲労困憊してしまって、悪循環に陥ることもありました。

また、上級医や看護師への適切な報告・連絡・相談というのも、慣れるのにしばらく時間がかかった一つの大きな壁でした。医師同士は、毎朝回診時のカンファレンスで情報共有しているし、患者一人ひとりにつき担当医が固定しているので、患者のことで困ったら、最初のうちは主治医の先生のＰＨＳに迷わずコールすればよく、それほど問題にはならなかったのですが、キモは看護師とのコミュニケーションでした。

患者の治療方針を決定して、舵取りするのは医師の仕事ですが、実働部隊として病棟業務を回すのは看護師さんです。私たちが、いくら電子カルテ（電カル）上で方針を宣言してオーダーを飛ばしても、「指示簿」と呼ばれるページに、その旨を丁寧かつ無駄なく書き記し、さらに担当の看護師をつかまえて口頭でアピールしないことには、病棟業務は何も動きださないのです。

看護師さんに報告を済ませて、きちんと受理してもらうまでがひとかたまりの業務であり、これを怠っていたり不十分だったりすると、看護師陣が混乱して自分のPHSが鳴りまくるはめになる……。四月はこの感覚をつかむので終わっていったように思います。

で、この段階の難易度をさらに上げているのが、「担当の看護師を探す」という部分。医師と違って、看護師は患者付きではなく、部屋付きという形で、日勤帯・夜勤帯と担当が目まぐるしく変わっていきます。

その日の担当は、表になってナースステーションに掲示してあるため、自分が連絡事項のある患者の担当看護師の名前を、表で調べるところまではできます。ただ、名前がわかったところで、顔を覚えていなければ当然探せないわけです。1フロアーの看護師は二〇名以上、みんななんとなく茶髪でお団子ヘアで……このうえにマスクまでされてしまうと、いよいよ見分けがつきません。

最初の一～二週間は、「〇〇さんいますかー?」と無邪気に尋ねることもできますが、週を重ねるごとに、「いいかげん覚えろよ」と思われるのではないかと、だんだん聞きづらくなっていきます。

こちらから看護師側にコンタクトをとるハードルの高さと同等に、看護師から何か聞かれたときの対応というのも、駆け出しの一年生にとっては、なかなかに悩ましいミッションでした。

オーダーミスの指摘ぐらいなら、「すみません直しときます～」で終われるのですが、やっかいなのは、熱がある・お腹痛い・尿が出てない・下痢してます……といった、病棟で毎時間のように発生するマイナートラブルへの対処や、治療方針に関わるやや本質的めいた質問です。

前者については、医学部で教わってきた知識はやはりほぼ役に立たず、皆目見当がつきません。後者に至っては、一年目に基本的に決定権はなく、四月五月の時期なんてなおさら、言わずもがなです。一年目の鉄則は、困ったらすぐ上に聞く。電話することを躊躇《ちゅうちょ》しない。過信・慢心は絶対厳禁。

その結果、看護師経由で降ってくるプロブレムのうちの一つたりとも、自分の段階でせき止められないという事態に。向こうとしても、私たち一年目がどうせ何一つ判断できないのは重々承知なのでしょうが、一番下の立場で患者の担当に入っている以上、まず私たちの耳に入れなければならないのです。

結局、「○○さん、△△なんですけどどうしますか？」「そうですか……うーん……」「じゃあ上の先生に聞いてくださーい」というやりとりが頻回に行われ、一年目の心得を忠実に実践したら、しかたのないこととわかってはいても、〝下っ端〟という立場のつらさを痛感する毎日でした。

と同時に、たとえ立場上の制約がなかったとしても、自分にはそういったプロブレムをさばけるだけの、知識も経験もないわけです。六年間も大学で学んできたというのに、実地での臨機応変な対応に関しては引き出しは空っぽ、入院患者の便の世話すらできない……その矛盾に直面して、自信喪失してばかりだったように思います。

これまでまっすぐ信じてきて、前著でも高らかに唱えていた、「地道な努力は裏切らない」との努力最強主義ですら、この時期はきれいごとに思えてきてしまいました。医者になった初期のころの私は、あらゆることに一喜一憂して、無駄にくたくたになっていました。

当直ってタイヘン！

私が一年目に研修した病院では、研修医当直に救急当直（救急車＋救急外来の対応）と病棟当直（＃点滴係。ときどき急ぎの処方や入院患者の急変対応）の二種類があり、各々を研修医一名ずつが務めるシステムになっていました。

当直頻度は月に三～五回程度で、当直帯が一七時一五分～翌八時三〇分。平日の当直の場合は、その日の朝から当直を挟んで翌日の退勤時まで、見かけ上は四〇時間弱勤務することになります。

私たちの当直には、看護師さんの夜勤のような「明け（夜勤の明けた翌日は休み）」という概念がないため、当直の翌日も、普段の平日とまったく同じテンションで働かなければなりません。覚悟はしていましたが、これはやはりつらかったです。

もちろん、どちらの当直であっても、ＰＨＳが鳴ったら出動なので、夜通し起きていなきゃいけないわけではありません。バラバラ鳴れば実質寝られないし、ある程度固まって来れば寝られます。それはもはや運でしかないのです。

救急当直ですら、平均四～五時間は寝られるのが通常だったし、まして一睡もできない当直は稀ですが、「いつＰＨＳが鳴るかわからない」潜在意識的な恐怖を抱えた状況で、真の意味で安眠はできていないと思います。まあ当直という立場上、安眠されても困るでしょうが。

学生時代には、何が何でも八時間以上は眠るという、いまどき小学生でも珍しいような睡眠時間を保ってきた私。いくら気を張って、疲れた体にむち打っても、当直翌日のパフォーマンスは落ちざるをえず、午後にカンファレンスなんかあった日には爆睡必至でした。

当直明けの昼下がりなど、病棟業務がひとしきりさばけたスキマの時間に、ふらっと寮に帰って一時間でも寝られると、全身状態が著明な改善をみることに気づき、ぶっ倒れそうになる前に、うまく息を抜けるようになりました。私は、病院とほぼ地続きで建っている研修医寮が、最後まであまり好きになれず、寮生活は結局半年ともちませんでしたが（近くにマンションを借りた）、この点だけは寮住まいの特権だったと思っています。

たかが点滴、されど点滴

普段、各病棟で一〇～一五名前後の患者さんを担当していれば、日中に自ら点滴を刺す機会もそれなりに生じてくるのですが、なんといっても前述の点滴当直（＝病棟当直）です。私のテクニックは、この点滴当直にて愚直に場数を踏むことで、乏しいながらも向上しました。

「もはや誰の点滴も入る気がしない」悪循環な当直も、三回に一回くらいはありましたが、どんなにコンディションが最悪だろうと、自分しかその場に刺す人はいません。ダメだった日はどうしてダメだったのかを分析することによって、点滴の普遍的一般則が輪郭を現してきて、トラブルにも少しは自分なりに対処できるようになっていきました。

深夜に点滴に呼ばれ、一刻も早く終わらせて、当直室のベッドに倒れこみたくても、〝やっつけ〟でやると必ず失敗してドツボにはまります。いくら睡魔で集中力が鈍っていても、夜中に起こされた患者が機嫌を悪くしていても、自分が自信を持って刺せそうと思える血管を、根気強く探索する作業を怠らないこと。たとえそれが、救急外来の切迫した状況であっても、一つ一つの行程を雑にしていると、成功する確率はどんどん減っていきます。点滴は、焦ると絶対に失敗するのです。

もし二回刺して入らなかったら、三回目に成功する確率は有意に落ちるということも、経験的に学びました。失敗が重なりやすいのは、ご高齢の患者（血管が細くて脆弱）や入退院をくり返している患者（しょっちゅう点滴をしているため、血管がボロボロだったり、いい場所が残っていなかったり）、そして意外とたまにあるのが、若い女性の患者（皮下脂肪が多いので、血管が皮膚の表面からはわかりづらい）などです。

その際には、「血管が細くてなかなか難しいですね。何回も刺してしまってごめんなさい」と、とにかく謝る。そして、点滴の内容が、急ぎで投与しなければならない抗生剤などでないのなら、いったん休憩。失敗を重ねるほど、患者との関係も悪化します。病棟で何ヵ月も受け持っていく患者の場合、大きな溝になることだってあります。ときにはお互いにリセットし、しばらくしてから仕切り直す勇気も必要なのです。

もちろん、一発で決められるように、鍛錬を積むのが私たちの責務です。でも、患者さんで練習させてもらうしかないんです。医学部では何もやってきていないんです。上級医でも刺せず、そのまたさらに上級医と、三人がかりで計七〜八回トライしてやっと成功……なんてことも、そう珍しくはありません。

あまりに点滴が入らない場合には、研修医当直の相方にヘルプを出してよいことになっていましたが、かたや救急当直です。救急対応に追われている（であろう）二年目の先輩や一年目の同期を、点滴ごときで呼びだすのはなかなかに気が引け、その遠慮も手伝って、こういった点滴処世術が編みだされたのでした。

患者にとって、点滴にまつわるもろもろは、私たち医師が考えているよりもずっと深く、記憶に刻まれるようです。あの先生には八回も刺されたけど、あの先生は一回で入れてくれたとか、本当によく覚えています。

だからこそ、そういう目の肥えた（？）患者さんに、その場所は逃げるからダメだとか、刺し方が深すぎるんだよとか、あれこれ怒られながら悪戦苦闘して、何ヵ月か後の当直でまた当たったときに、「うまくなったねー」なんて言われると、すごく響くんです。フラフラになりながらも、周りから見れば雑用でも、耐えてやってきてよかったと。

まさに、「たかが点滴、されど点滴」なのです。

一人立ちのとき……静かなる成長

消化器内科での三ヵ月も折り返しを過ぎた、五月後半あたりから、指導医の先生を介さずに処理できる仕事が、少しずつ増えてきました。

四月のうちは、看護師から投げられるプロブレムのすべてを、伝言ゲームのごとく上の先生にお伺いを立てていたし、そうしなければならなかったのですが、自分でストップさせてもよい問題かどうかの判断が徐々に身についてきて、周りもそれを許してくれる空気が形成されてきました。いわゆる、〝あいまいな信頼〟というやつでした。

最初のうちは全部聞く。自分で決められないのは不自由だけど、責任がとれないので自己判断もしません、という姿勢を貫き通す。そうすると、こいつはひとりで勝手なことはしないから信用できる……という消極的評価が、自由度を少し上げてくれて、自分で判断していい範囲が広がってくる。その範囲でがんばったことが、今度は積極的評価の対象になっていく……。この定式にしたがって、自分に対する周りの空気感が、ほんの少しだけ変わっていくのを感じました。

手技に関しては、どうしてもまだ経験値が追いつかず、コンディションが悪くて点滴もからっきし入らないような日が、週一回くらいはありましたが、それ以外のベーシックな病棟業務に関しては、見守りの目を離れても、ある程度こなせるようになってきました。

カルテも自分なりの型が固まってきて、受け持ち一〇人程度なら、午前中に一通り書き上げられるようになったし、週一回のカンファレンス（当科では新患を中心に、入院患者のプレゼンを受け持ち研修医が行う）で紛糾することも少なくなりました。

毎朝仕事に行くのが楽しみ！　とまでは、残念ながら至らなかったものの、「医療に対する充実感」ってやつが、はじめてぼんやり生まれてきて、何もできない虚無感やフラストレーションから、だんだん解放されてきたのだと思います。

そうなると、いろんなことが少しずつ良い方向に転がりはじめました。患者さんから感謝の言葉をかけられるのも、もちろんうれしかったのですが、自分の存在価値というものをダイレクトに感じられたのは、やはり一緒に働く先生や看護師からの評価でした。

「八階西（消化器内科の主病棟）の看護師さんのあいだで、最近安川先生がすごくできるようになったって評判らしいよ」と、五月までローテートしていた二年目の先生から伝え聞いたとき、投げださずにやってきてよかったと、心の底から思いました。上の先生方も、四月は指導医の先生とセットでしか見てくれていない感じでしたが、六月に入ると、頼りないながらも一戦力として扱ってくださっているのが伝わってきました。

人の評価なんてものは、結局その人の主観の部分が大きいから、評価されないときは悲しいくらいされないし、逆に一回されだすとそれが呼び水になって、さらなる評価を呼び込んだりもします。

本当に水もので当てにならない、そんな不確かなものが、往々にして私たちの原動力になって、それが欲しくてがんばったり、久しく枯渇するとやる気を失ったりする……。誰からもなんのリアクションも評価もされずに、自分の信念だけで長期に突っ走るのは無理なのです。そういう意味でも、人は人によって生かされているのだと思います。

私が医師になって最初に配属された消化器内科には、トップの部長をはじめ、いらっしゃる先生方の賢さと温かさを反映した空気が流れていました。大らかさのなかに厳しさがあり、フェアなやさしさにあふれた場所で、何もわからないゼロの状態からスタートできたこと、本当に幸運だったと思います。

二〜三ヵ月ごとにガラリと変わる環境のもとで、それまでに学んできたことを惜しみなく実践し、発揮していくのは、必ずしも容易ではありません。慣れて楽しくなってきたころに、次の科に移る時期がきてしまう。受け入れる側も、まっさらの新人を一から教育して、やっと少し使い物になってきたところで、次の科に旅立たれてしまい、また手のかかる新人が入ってくる……。現行のスーパーローテート方式（初期研修の二年間を通じて、内科・外科問わず偏りなくまわるシステム）は、「なんでも診られるジェネラルな医師を育てる」という、名目上は美しい研修制度ですが、こういった双方のジレンマのもとに成り立っているのです。

　また、医療とはすなわち、自分のペースを乱されつづけることでもあるから、そのなかで〝自分らしさ〟を保っていくのも、簡単なことではありません。けれど、患者のためを思うことを忘れずに、素直に地道に続けていれば、それを見てくれている人は必ずいて、個性が輝きだす瞬間は、必ず訪れるのだと思います。

　学生時代から、さまざまな媒体を通じて主張してきた、「努力は報われる」との自論。そんなきれいごとで片づけられないこともたくさんあると、社会に出てみてはじめて知りました。だけど、それをわかったうえでもやっぱり、投げださずに積み重ねていくことの可能性を信じたい……。そんな思いとともに幕を閉じた、医師人生最初の三ヵ月でした。

二年生になる……ホームへの帰還

　消化器内科に続き、一年目に循環器内科、腎臓内科、麻酔科などでの研修を終えた私は、二〇一二年四月より、母校の東京大学医学部附属病院で、研修医二年目のスタートを切りました。そして、三月中に研修センターから届いたメールで、四月に精神科をまわることが知らされました。

一年目は、ローテーションがすべて必修科目で占められており、四つの科を三ヵ月ずつじっくりまわっていったのですが、二年目は、選択必修科（精神科・産婦人科・小児科。東大病院では原則一ヵ月ずつ、計三ヵ月の履修が義務付けられている）や選択科目がメイン。カリキュラムの自由度が高いのが特徴で、一つの科をまわる期間も、通常は一ヵ月か二ヵ月です。

三年目から進む専門をすでに絞り込んでいる場合、二年目で与えられた選択期間の八ヵ月を、一つあるいは二つの科に充ててしまう人もいましたが、そういった確固たるビジョンからは程遠い、お気楽研修医だった私は、そんな思い切った配分に踏み切る勇気は当然なく……。結局、二年目の一年間で、八つもの科をさすらうことになりました。

一ヵ所に腰を据えてじっくり学びたい人にとっては、やっと慣れてきたころに次……という年間スケジュールは、やや慌ただしく思えるでしょう。ですが私は、目まぐるしく変わる環境に順応する能力には、多少の自信がありました。転居・転校をくり返した、幼少期から学童期の経験も、少なからず影響しているかもしれません。

一年目のころにも、一つの科で過ごす三ヵ月のうちの最後の一ヵ月には、「そろそろ次に行きたいなあ……」と、心のどこかで思ってしまっている自分がいました。もちろん、そんな生意気なことを思えるほど、その科のイロハを習得していたわけではまったくなかったのですが……。そして、「そんなに飽きっぽくて三年目からどうするんだ」という正論すぎる突っこみは、今は置いておきましょう。

とにもかくにも、ローテーションが一年目のころよりコマ切れに、短期決戦スタイルになることは、自分の性分には合っているんじゃないかと感じていました。ホームの東大に戻れる、絶対的な安心感もありました。

東大仕様の電子カルテを覚えなおさないといけないし、もろもろ勝手が違うこともたくさんあるだろうし、小さな不安は尽きませんでしたが、そういった雑多な問題はすべて、おいおい「なんとか」なっていくものだ、ということもわかっていました。一年目のときでさえ、そうだったのです。大事なのは、そういったゴタゴタを乗り越えていくのに、どれだけ心身をすり減らさずに、自分を保っていけるか……なのです。

精神科は、医学部五年時の病院実習でまわった際に、「マイナー科の一角」くらいであったそれまでのイメージを大きく覆され、なんとも言えない深遠な魅力を感じた科でもありました。学生時代にその片鱗を感じ取った、精神科という場所の特殊性。人間の心をむき出しで取り扱っていく、唯一の分野ゆえの、繊細さや危うさ……。

と同時に、学生実習のスケジュールですら、綿密によく練られており、お世話になった指導担当の先生方が、もれなく超教育的だったことも、印象に残っていました。

思い返してみれば、二年目になったからといって、取り立てて成長したわけではありません。一ヵ月、また一ヵ月となんとか乗り切って、ちょっと点滴が刺せるようになったかな……くらい。それでも手技の失敗はまだまだあるし、医学知識に至っては、つい最近に国家試験を受けたばかりの、一年目の子たちに劣る危険性も大いにあります。情けないようですが、私の場合はそれが事実でした。

……もう、一年目の気持ちで行こう。曲がりなりにも、一年間臨床の現場でやってきたというのに、私はとっても弱気でした。というより、社会に出てからの一年間、毎日のように怒られて自信を無くして、幾度となく心折れてきたからこそ、弱気にならざるをえなかったのかもしれません。

二年目から東大病院にやって来た研修医たち用のオリエンテーションは、二日間半と少し長めに設定されており、四月二日の入職式に始まって、電子カルテの使い方を学んだり、インフォームドコンセントや医療倫理に関する講義を受けたりしました。

新年度の開始から三日目の午後、ようやく精神科病棟に配属になりました。

コラム

研修医の息抜き　〜平日編〜

毎日朝から晩まで、身を粉にして働いている研修医たち。平日は、病院に一二時間以上いることも決して珍しくはなく、その日の天気もわからないまま、一日が終わることもしばしばです。そんな長時間労働のなかで、常にボルテージ全開、イケイケドンドンでは、早々に燃え尽きます。業務の片づき方や、その日のイベントに応じ、適宜休息をとることは、絶対に必要なのです。各々が与えられた環境のなかで、自分なりの息抜きや、気分転換をはかっています。

その際に、病棟のパソコンの前でボーっとしていたのでは、休憩の意味を成しません。なぜなら、そこはナースステーションから丸見えで、看護師から話しかけられるには、かっこうのポジションだからです。彼女たちにしてみれば、どう見てもひまを持て余しているだけの研修医、なんの抵抗もなく、病棟の雑務を丸投げできるのです。

病棟に安らぎは存在しないことを、早々に悟る研修医たち。仕事が一段落する一瞬を絶妙に見きわめ、ここぞとばかりに、缶コーヒー片手に研修医室に逃亡したり、時には少しぜいたくして、院内のタリーズで束の間のカフェタイムを過ごしてみたりするわけです。

二年目ともなると、妙な度胸がついてきて、PHS圏内の研修医寮に一時帰宅してしまう人も、けっこういます。ただ、どんなに優雅な午後のひと時を夢見て、いろいろと画策しようとも、一〇分一五分そこそこで、忌まわしい着信音が鳴り響き、病棟にとんぼ返りとなるのが現実です……。

〝定時〟という概念のない平日勤務なので、アフター5はおろか、アフター7でさえも、確保は厳しい状況です。平日の予定は二〇時以降に入れるのが無難なのは鉄則で、当日になってから、受け持ち患者の急変や緊急入院など、不測の事態が発生すれば、泣く泣くドタキャンです。結果、同業者以外との約束は、週末に集中させざるをえなくなります。私は、自分が幹事の飲み会への、一時間以上の遅刻がたび重なり、以降あまり幹事を引き受けなくなってしまいました。

「お互い様」で許される、研修医の同期との飲み会は、当日に急きょ決まることがほとんどです。仕事が早めに終わった日に、唐突に「今日飲み行ける?」とPHSコールし、同じく仕事が終わっていそうな同期を、今ローテートしている科などを考慮しつつ、思いつくがままに誘いまくる……。一九〜二〇時から始めて、サクッと食べて飲んで、みんな翌日の朝も早いため、たいてい二二時ごろには解散になります。戦友との近況報告会といった感じです。

第2章

精神科

ゆるやかなスタート

精神科の朝は、八時に始まります。二階の閉鎖病棟と三階の開放病棟で並行して行われる、看護師さんの夜勤帯からの申し送りに手分けして参加したのち、カンファレンスルームに移動し、続いて医師のみのカンファをチームごとに行います。それが終わると、各チームの受け持ち患者について、軽く朝回診。これが平日朝のルーティーンで、すべて終わるのが九時半〜一〇時ごろになります。

精神科はA〜Eの全部で五つのチームで構成されており、私はEチームに所属することになっていました。二年目から東大に来た研修医は、病棟配属が水曜午後だったため、最初の週には新患を担当することはなく、私もすでに入院している開放病棟の患者を一名割り当てられたのみでした。

東大病院研修医としての記念すべき最初の担当患者は、不眠と不安状態を主訴に入院後、服薬内容の調整を行っている五〇代女性でした。睡眠薬の整理もある程度完了し、かなり不眠が改善してきた時点で担当についたため、いわゆる〝精神科っぽさ〟は少なく、朝のルーティーンが終わってから病室を訪れてゆっくり話を聞き、のんびりカルテを記載、午後に研修医向けのクルズス（学生実習からおなじみの、少人数向け講義）を聴講して、一八～一九時には帰宅する……という、PHSのほとんど鳴らない癒しの日々が三日ほど続きました。

オリエンテーション期間中に一応は教わった、電子カルテからのオーダーや指示出しのスキルも、一週目には新患はとらずということで、実践の機会訪れず。二週目のどこかで必ず新患の担当には入るはずだし、こういうのは負荷がかかってある程度テンパらないと覚えないか……まあ形式がいろいろ変わるとはいえ、一年目のころよりは本質的な部分の理解が多少あるから、なんとかなるだろう……と、得意のお気楽モードでした。

大学病院に帰還してきて、改めて驚かされた……というか思いだしたのは、こんなに人の多い病院だったんだということ。看護師さんに関しては、精神科は比較的少人数で回している印象でしたが、とにかく白衣の人間がうじゃうじゃいる。上の先生の数も多いし、研修医に至っては、精神科を同時期にまわっている同期が計一〇名だったのですが、これは前の病院での一学年の研修医の総数と同じでした。

そして、市中病院と絶対的に違うのが、学生の存在。前の病院では、マッチングの時期が近くなると、さまざまな大学の学生が一日単位で見学に来たりはしていましたが、東大病院の各科には、病院実習でローテートしている医学部五or六年生が、毎週入れ替わりで一班（五〜六名）ずつやってくるのです。

前述した朝カンファのときなんて、狭いスタッフルームに看護師さん＋白衣軍団がすし詰めになり、熱気で朦朧《もうろう》としてくるほどでした。木曜日は週一回の教授回診なのですが、例によって病室の中の様子はほとんどうかがえず。科によっては、教授と必要最小限の医師のみでコンパクトに回診するところも増えてきたようですが、精神科の回診スタイルは学生実習のときのままでした。

そして、先頭の教授がしょっちゅう学生に前列で見るよううながし、患者一人ひとりの診察が終わるたびに、周りに学生を集めて熱心に教えている光景も、何一つ変わっていませんでした。その様子を、今では医師集団の最下層として、遠巻きに眺めている自分。「ああ、戻ってきたんだなあ……」と、妙になつかしい気分になりました。

また、もう一つ新鮮だったのが、同期同士の仲の良さです。そのとき一緒にまわっていた研修医のメンツにもよるのでしょうが、歓迎会・お花見・一週間お疲れ様会……と、やたらに集まる（笑）。集まってやることといえば、とりあえずワイワイ飲んで、くだらない話で盛り上がるくらいなんですが。

前の病院では、同期がみんな、良い意味でも悪い意味でも医療まっしぐらというか、気軽に飲み会できる空気感は、残念ながらありませんでした。大学病院に戻ったら、同期の数が急増するぶん、それぞれのつながりも希薄になるのかなあ……となんとなく予想していたので、何かにつけ集って飲みたがるという、大学に入りたてのころを彷彿《ほうふつ》とさせる雰囲気は、うれしい誤算でした。

あと、東大病院に戻ってきて地味にありがたみを感じたのが、パソコン環境です。電子カルテは、各種アイコンが上部メニューバーにまとまっていてわかりやすく、この段階ではそもそも使い方のインプットがされていないので、戸惑うこともありましたが、慣れてさえしまえば、前の病院よりはずっと使いやすそうな印象を受けました。

そして重要なのが、電子カルテを開くパソコンで、ネットにも接続できるということ。普通の人が聞けば当たり前のようにも思えるのですが、市中病院では、電子カルテを利用するパソコンからは、ネットに接続できないところの方が多いのです。

おそらく、個人情報の流出を防ぐ目的ではないかと思うのですが、これが非常に不便。カルテを書いているときなどに、ちょっと調べたいことが出てきたら、ネットにつながるパソコンを新たに起動させ、二台使いで右往左往しなければなりません。前の病院では、このネット用パソコンが各病棟に一台しかなく、医師・看護師の垣根を越えての奪い合いでした。その点東大では、カルテやオーダーと同時進行でサクサク調べものができるうえ、パソコンのスペックも、おしなべて高い。前の病院では、パソコンのスペックにもばらつきがあったため、ネット用パソコン同様、ハイスペックは日々熾烈な奪い合いでした。

一年目の研修医ともなると、上の先生がいたらすみやかにハイスペを譲るのはもちろん、ときには一瞬席を外した隙に、看護師さんに容赦なく奪われることもあったりで、ロースペに甘んじることもしばしばでした。私たちの業務は、パソコンでの作業が律速《りっそく》段階になる（業務全体の速さを決定する）のが現実なので、この変化は想像以上のストレスフリーを生みました。

さらに、「ファイルサービス」という院内限定のファイル共有サービスも導入されており、個人単位や科単位で、固有のID・パスワードによって管理できるシステムになっていました。こういったものがないと、日々蓄積していく受け持ち患者のサマリーなどを保存する場がないので、けっこう困るのです。個人のUSBに患者情報を入れることは禁じられているし、そもそも電子カルテ用のパソコンでは、USBを使えなかったりします。

大学病院は市中病院に比べると、給料は確かに落ちます。研修医の業務の内訳としても、俗に〝雑用〟と呼ばれるような、書類仕事が増える面もあります。ですが、このように安全で快適なパソコン環境が保障されていたり、豊富な文献や論文にアクセスできる図書館があったり（医学書のみを扱っている医学図書館が病院前にあります）と、余計なところで時間を浪費せずに、業務そのものに集中できる状態を整備できるのは、ある程度お金のある大学ならではなのかなあと感じました。

看護師さんについても、「大学病院の看護師さんはなんにもやってくれない」との先入観が刷り込まれていたのですが、「思っていたほどではなかった」というのが正直な感想で、どう考えても本質的でない質問や、病態に関係ない患者からの訴えの報告などで、ＰＨＳが鳴りまくるようなことはありませんでした。

もう一つ欠かせないプラスポイントが、あくまで一般的な市中病院と比較すればの話ですが、食堂やカフェの多さです。病院職員限定で、五〇〇円で利用できるマッサージルームまでありました。

労働時間が長いために外の空気も吸えず、その日の天気も知らないまま一日が終わったりと、時間感覚が無くなりがちなのが、この仕事です。そんなときに、リフレッシュできる手段や、ほんのちょっとした楽しみにできるアメニティーは、選択肢が多ければ多いほどいいと思うのです。病院が変わってもミーハー健在の私は、病棟配属の翌日には、院内タリーズのプリペイドカードを作っていました。

リエゾンチーム……他科との架け橋

精神科での研修も二週目に入り、ようやく初の新患を受け持つことになりました。と言っても、こちらもすでに病棟で担当していた不眠の患者と同様、うつ病や統合失調症の派手な病歴はなく、入院患者としてはもっともライトなパターンと思われる、「こころの検査入院」の方でした。

こころの検査入院とは、精神疾患の既往のある患者や、診断確定はされていないがその疑いのある患者を対象に、四日間の入院で包括的な検査を行い、その結果を踏まえて現在の状態を評価し、必要によっては今後の治療方針を紹介元に提案する……という入院プログラムです。

行われる検査の二大柱としては、臨床心理士さんによる心理検査と、光トポグラフィー

（安静時や課題を与えられた際の、脳の血流変化をみる検査。通称ＮＩＲＳ）があり、それに加えて採血や頭部ＣＴ、脳波といった一般的な検査も、重大な疾患を除外する目的で行います。

毎日複数の検査をこなさなければならないうえに、心理検査（前述の臨床心理士さんによるものと、私たち医師が施行するものと大きく二種類あります）を受けるにあたって事前に記入しておく心理テストが、いずれも二〇ページ超とかなり壮大で、患者はあっちこっちに移動しながら、忙しい四日間を過ごすことになります。

まあでも、この入院形態で入ってくる患者は、そもそも「こころの検査」をしてほしくて来ているわけで、外来初診から数ヵ月待って、やっとベッドが空いて入院できるのが通常。そういう意味では、いろんな人からかかわるがわる検査してもらえるのは、本望なのかなあ……という気もします。実際私の担当患者も、面談の要請には毎回協力的で、分厚い心理テストも、きちんと期日までに取り組んでくれました。

その患者が退院するまでのあいだは新患が来なかったので、本来は研修医が単独では行わず、せいぜい上級医がやるのを見学どまりで終わるような、入院してしょっぱなの病歴聴取（インテークという）や、医師施行の心理テストなんかも、自分主導でやってみることができました。

そして、この新患担当により、「短期間で受け入れては吐きだす」というループにはまってしまったようで……。Eチームの二名の研修医のうち、検査入院患者が入ったら私が全面的に受け持つような役割分担に、結果としてはなっていきました。

三週目と四週目にも例によって、こころの検査入院の新患を一人ずつとることに。煩雑な書類のさばきや、多彩な検査オーダーとその解釈もほぼ惰性でできるようになり、こころの検査入院に関しては、苦手意識が一切なくなりました。

私が配属になったEチームは、A〜Dチームに比べてアグレッシブに新患をとることが少なく、さらにその少ない担当患者の内訳も、重症感たっぷりで希死念慮《きしねんりょ》（死にたい気持ち）もあるような、初発の統合失調症患者などは稀で、前述の方のような検査入院だったり、統合失調症やうつ病の病歴がすでに一〇年以上あり、少し悪くなったから薬物調整と休養目的で入院……といったケースが大半でした。そして、Eチーム単独で他チームに比べて病棟関連の負荷が軽い、アンバランスなこの状況には、れっきとした理由がありました。

それは、他のチームが病棟オンリーなのに対し（上の先生方には外来業務もあります）、Eチームには通常の病棟患者・外来患者に加えて、〝リエゾン〟という任務があること。前年度までは、複数のチームでリエゾンを請け負っていたそうなのですが、今年度からは「リエゾンチーム」として独立することになったようでした。

で、そのリエゾンとはなんぞやという話ですが、東大病院においては、「他科からの精神科コンサルテーション」とほぼ同義で用いられていました。他科の入院患者や救急外来患者のうち、その科の先生が「これは精神科的要素も噛んでそうだな」と考えた患者に関して、精神科に診察の依頼が入ります。依頼を受けたら、私たちがその患者のもとを訪れて診察を行い、精神科的見地から状態を評価して、適切な対応のアドバイスをする……という流れです。

我らがリエゾンチームは、オーベン（とりあえずベテラン。一〇年目以上）のイケメン助教（三三歳）を筆頭に、その下に中ベン（多くの科では五〜一〇年目）の先生一名、後期研修医（三年目）の女性の先生が一名いて、さらにその下に私たち二年目の研修医が二名で、計五名編成でした。

当初研修医は病棟業務中心で、リエゾンにはほとんど関与しないことになっていたのですが、あまりに閑散とした病棟の受け持ち状況を見るに見かねたオーベンが、「先生たちもリエゾンやっちゃうか！」と無邪気に提案した結果、二週目からはかなり濃密に参戦することになりました。

リエゾン依頼数は日によって増減しますが、平均すると、一日に三～五名程度といったところでした。まず、私たち初期研修医二人のどちらかが訪室して予診（病歴や現在の状態の聴取）をとり、カルテ記載と自分なりの考察をしたうえで、中ベンかオーベンを呼んで一緒に本診を行い、依頼した先生への正式なフィードバックを（カルテ上でお返事として）作成します。

依頼内容は多岐にわたりますが、多いものとしては、入院患者の夜間の不穏やせん妄（不穏とは落ち着きがなくなり、多くは夜間に暴れたり、つじつまの合わない言動がみられたりする状態のこと。幻覚や意識障害を伴うものをせん妄と呼ぶ）、抑うつ状態についての相談です。いずれも、どんな年齢層・疾患の入院患者にも起こりうるものですが、不穏・せん妄は高齢患者に、抑うつ状態は癌や慢性疾患の患者に、特に高率にみられます。

他には、ステロイドを治療に使う科では（アレルギー膠原病《こうげんびょう》内科、腎臓内科など）、ステロイドの副作用として、抑うつ気分やイライラが出現しやすいことが知られています（ステロイド精神病）。

そして、毎日のように依頼が来るのが救急部。救急搬送されてきた過量服薬患者が意識を回復したころに呼ばれ、希死念慮の程度や、背景にある精神科的問題の評価を行います。

私がリエゾンチームに所属することになったのは、単なる振り分けの結果で、まったく自分の意思ではなかったのですが、後付けながらも、「このチームで良かった」と感じる点が多々ありました。

一つは、入院患者で起こりやすい精神科的問題について、フラットに知れたということ。どの科に進んでも、精神疾患を併発した患者を診る機会は必ず訪れます。前の病院でも、入院患者の不穏一つで、迷いなく精神科にすがってすべての指示を仰ぐ、他科のベテラン医師たちをたくさん見てきました。「本当に精神科に頼るべき状態とはどんなものか」をわかっておくことは、この先絶対に役立つと思うのです。

その最低限のセンスがないと、「抑うつ状態の評価お願いします」と頼まれて行ってみたら、患者本人はけろっとしていて、精神科の医師が突如やって来たことに、疑問すら感じている……なんていう、誰の得にもならない事態が多発することになります。

実際、リエゾンに携わったこの一ヵ月のあいだにも、そういった〝空振り〟はしょっちゅうでした。まあオーベンの先生も、「少しでもおかしいと感じたら、気軽にコンサルトしてもらうことが重要」とおっしゃっていたし、「わからず放置」よりは、「わからないから丸投げ」の方がましなのでしょう。

もう一つ良かった点が、初見の違うケースを、毎日次々に診られたこと。精神科の入院患者のみだと、一人の研修医に入る新患の頻度が、一週間にせいぜい一人か二人。つまり、自分にとってまったく新規の患者を診る機会も、それくらいでしか訪れません。

その点リエゾンでは、自分のなかにデータが蓄積されていないまっさらの患者に、毎日二人も三人も接するのです。必然的に、診察前にその患者の情報を集めて、ストーリーを把握する必要があり、これがかなりのエネルギーと集中力を要します。と同時に、リアルな症例を通して、効率よくエッセンスを学べている感覚もありました。

それに、チーム内で見解を話し合って、主科の担当の先生にフィードバックを終えたら、それに従うも従わないも、あとは向こうの範疇《はんちゅう》。自分たちが関与する領域の、始まりと終わりがはっきりしているのです。たいていは、対応に苦慮して手に負えなくなっての依頼なので、なんだか感謝してもらえることも多かったです。

リエゾンの負担への配慮から、病棟患者関連の負荷は軽く、希死念慮が燃え盛っているような危険な患者に直では振り回されず、そういった患者を抱える他のチームから、カンファなどで、臨床経過と治療方針のみ周知させてもらう程度でした。ですが私としては、それくらいの距離感で病態を理解できれば、正直ちょうどよかったです。

最後に、意外と一番大きかったかもしれないのが、単独行動の割合が、全チーム中で断トツに高いチームだったということ。

他のチームは、担当の入院患者に常になんらか起こるので、長時間チーム単位で行動せざるをえないのに対し、わがチームは何しろ入院患者が安定しまくっているので、しょっちゅう顔を突き合わせて、ディスカッションする必要もありません。リエゾンに関しても、唯一チームっぽさが醸されるのは、最終段階の協議のときくらいで、予診は研修医が一人で孤独にやるし、本診も二〜三人でサクッと終わるし、個人戦的要素が強かったです。

頭の切り替えだけは得意で、継続的な集団行動が苦手な私にとっては、入るべくして入ったくらいに、合っているチームだったと思います（オーベンはイケメンでしたし）。

精神科の特殊性

リエゾン・入院問わず、なんらかの精神疾患を持った患者に接していて感じたのが、「患者は事実を隠しがちである」ということ。

たとえばリエゾンでよくある、救急外来からの過量服薬患者の診察依頼にて。「精神科です」と名乗って問診を始めても、過量服薬のエピソードを自ら打ち明けてくれることは、まずありません。

「最近、お薬をたくさん飲んじゃったりしましたか」と、尋ねてはじめて教えてくれる……くらいはまだいい方で、質問してもしらばっくれて、後で看護師さんから「実は……」と報告を受け、再度しつこく尋ね直してみてようやく白状する、というパターンはよくありました。ここに運び込まれてきた、唯一にして最大の原因だというのに、「ああそういえば……」くらいのテンションで、「六〇錠ほど飲んだかもしれません」なんて言いだすもんだからあきれます。

過量服薬以外の自殺企図も、患者が隠したがる事実の代表例です。病態評価や治療方針決定のうえで、過去の希死念慮・自殺企図の正確な把握はマスト（必須）なのですが、精神科の患者にはそもそも、「今の状態を上向かせたい、良くなって社会に復帰したい」といった意欲の低い人が多い。統合失調症などでは、自分が病気であるという自覚（病識）すらない患者がほとんどです。いくら私たちが、心を砕いて知りたいと願っても、当の患者には、それを正直に告白する積極的動機がないのです。

患者は病気を治したいから病院に来て、医者はそれに応えようと手を尽くし、両者が信頼関係で結ばれて、二人三脚で病気に向き合っていく……という、他科ではまず問題なく形成されるであろうラポール（医師―患者関係）が、精神科では得てしてとてつもなく遠い。医者と患者が同じ目的を共有し、同じ方向を向いて歩んでいくのがこれほど困難なのは、精神科をおいて他にないと思います。

半年を経てカムバック！

こうして一ヵ月が過ぎ、暦はＧＷ期間に突入して、精神科での研修は終わりました。選択必修科目としての、二年目の初期研修医の履修義務は果たしたということです。

リエゾン専任チームは貴重な経験でしたが、精神科は当時の私にとって、三年目から進みたい科の有力候補だったこともあり、配属チームの特殊性ゆえにやむを得ず生じた偏りを、初期研修のうちに補正しておきたいと思い、後述の四科さすらい期間を消化した一一月、私は精神科に戻ってきました。

満を持してリエゾン以外のチームに配属となり、病棟の受け持ちも、統合失調症で個室隔離中の患者を含めた、数名の精神病患者の担当となりました。

まず真っ先に四月と違っていたのが、朝回診にかかる時間の長さでした。冒頭で紹介したように、当科の朝のスケジュールとしては、八時からの看護師さんの申し送りに参加→チームごとにカンファ・朝回診……という流れ。終わり次第各自の持ち場へ散っていく感じで、このルーティーンに関しては、半年経っても不変でした。

精神科では、このカンファと朝回診の比重が大きく、他科の感覚でいくと、大きく裏切られます。四月はリエゾン専任チームへの配属で、病棟の受け持ち患者は、チーム全体で五名程度。それも、検査入院患者や、今さら方針をディスカッションする必要性に乏しい、リピーター患者（当科への入院歴が頻回）ばかりであったため、回診はとりわけあっさりしていたのですが、通常のチームではそうはいきませんでした。

カンファでは、チームで一台のパソコンに群がりカルテ診。内服薬のラインナップや、前日の夜勤帯看護師によるカルテ記載などをみながら、現在の状態像を共有し、今後の方針を協議します。

とりあえず、この段階ですでに長い。その患者について、何を問題ととらえるかもあいまいなら、そこへの対応にも正解はなくて、しばしば暗鬱な空気が漂い、長い沈黙が訪れる……といった具合です。

かと思えば、はじめは患者にまつわる雑談だったものが本格的に脱線し、いつの間にかそっちがメインになって、ひとしきり盛り上がることも。精神科の先生には、話好きな人が多いんです。というより、長く話し、長く聞くことが苦にならない人でないと、精神科医は務まらないでしょうが。

温度板（日ごとのバイタル記録）と採血データをざっとみながら、「ちょっとCTとっとこうか」だったり、「うん、経過よさそうだね」だったりと、スピーディかつあっさりした外科のカルテ診とは、同じ名称で呼ぶのが憚《はばか》られるほど、趣を異にするものでした。

カルテ診が終わると、時刻はなんと一〇時過ぎ……その長さ、一時間超。通常チーム四つのなかでも、ことのほか、カルテ診が長いチームだったみたいです。ここからようやく、病棟回診が始まります。チームの持ち患一〇名前後で、一人ひとりに話を聞いていると、こちらもやっぱり、一時間はかかります。

午前のルーティーンが終わって、ようやく解放されるころには、お昼どきです。そこに新患がいたりすると、その時間帯から、入院手続きや初診面接をバタバタ始めるため、一五時くらいまでお昼にありつけない事態に。精神科でランチを食べ損ねる日が訪れようとは、みじんも思っていませんでした。

精神科患者の訴えは多彩です。そして精神科では、「患者から話を聞く」過程そのものが治療の一環となり、なおかつ、患者との信頼関係構築にも、多大な意義を持ちます。ですから、病棟回診が長いのは、ある程度しかたがないとは思います。

けれど、カルテ診に関しては、短縮できる余地は十分にあるんじゃないかと、毎朝感じていました。一患者一雑談をカットするだけでも、所要時間は半減したはずです。まあ、精神科では夕回診がなく、回診が一日一回のみなので、そこにチームでの時間が濃縮されていると思えば、耐えられないほどの冗長さではありませんでした。

正論の通じない患者たち

四月のパートでも述べたように、精神科の患者には、基本的に病識（自分が病気であるという自覚）がありません。入院患者の抱える二大疾患は、統合失調症と双極性障害（躁うつ病）ですが、どちらの患者についても言えるのは、あまり真正面から正論でぶつかると、痛い目をみるということです。

彼ら特有の、こだわりの強さだったり、偏った考えに固執して、聞く耳を持たないところなどは、病気による症状の一つでもある一方で、もともと発症の素因として持っていた病前性格が、より顕在化してきているとも考えられます。

ある晩の当直中、病棟からのコールを受けて、入院患者の対応をしたことがありました。数日前に入院したばかりの、女性の統合失調症患者で、幻覚妄想状態の増悪で二四時間隔離管理中、当科入院歴たびたびのリピーターでした。訴えは、「胃が痛くて水ですら痛むため、眠前の薬が飲めそうにない」というもので、訪室して診察し、必要なら処方を、と看護師に頼まれました。

眠前の服薬内容をチェックすると、向精神薬と睡眠薬のオンパレードのなかに、きちんとガスター（胃薬）も入っています。それに加えて処方と言われても、消化器系の痛みに、ロキソニンのような消炎鎮痛薬は効きにくく、意味がありません。もし胃の痛みが今後も続くようなら、一度胃カメラくらいはやってみてもいいのかもしれませんが、以前から痛がっていたわけでもなさそうだし、ましてや当直帯です。今この場でこれ以上できることは、どう考えてもなさそうでした。

話を一通り聞いて、いちおう聴診と触診をして、上記を丁寧に説明すれば納得してくれるだろうと踏んで、病室に突入したのですが、そこにいたのは、紛れもない〝モンスター〟でした。

今思えば、上記の説明に、私が色を加えてしまったのが、まず一点いけなかったのかもしれません。そもそもその患者が隔離管理になったのは、入院時の胸部レントゲンで結核が疑われたからで、一日中咳き込んでいる状態でした。「咳が続くと、肋膜が炎症を起こして痛むことがあり、それが胃の痛みととらえられる可能性もある」という言葉が、患者のスイッチを入れてしまいました。

要は、「可能性もある」といったグレーな表現は、彼らには通じないのです。彼らのなかでは、物事はゼロか百でしかない。つまり私は、「自分が胃が痛いと苦しんでいるのに、それを急に否定してきて、肋膜炎とやらの診断を押しつけようとしている医者」として、認識されたわけです。

そこからは、何を言っても無駄でした。「胃痛に効くのは胃薬で、それはこれから飲む薬にも入っていて、それ以上に効果を期待できるような痛み止めなど存在しない」という、もともと説くつもりであった本論の部分にも、一フレーズごとに支離滅裂な反論をしてくるのです。

「夜の薬は睡眠薬ばかりで、これのどこに胃の痛みに効く薬が入っているというのか。とにかく、痛み止めがないと薬が飲めないから、痛み止めを出せ。内服だとさらに胃に負担をかけてしまうから、坐薬をくれ」と、ものすごい剣幕でまくしたてる。胃痛に効く痛み止めの選択肢がこれ以上ないという私の文言は、彼女には言語として届いていないようで、「今すぐに痛み止めを飲まないと、眼前の薬は絶対に飲めない」「その痛み止めは、坐薬でなければならない」との歪んだ信念に、完全に取り憑かれていました。

私は、論理の通じない人間は嫌いだし、軽蔑します。でも、患者にはいろんなバックグラウンドの人がいて、入院という特殊な環境下で、検査や治療といった負荷がかかります。人によっては、手術を控えてナーバスになってもいます。

そこに、高い知的レベルを要求するのが酷であることくらいわかっているし、医者になってからのこの一年半、理解の悪い患者に対して、内心苛立ったとしても、実際に語気を荒らげたことはなかったと思っています。ですが、よくもここまでとんちんかんな揚げ足取りを、いちいちこちらの神経を逆なでする言い方でできるものかと、さすがにカチンときてしまったのです。

「痛み止めの坐薬は、関節や筋肉の痛みに対して、整形外科などで使われるものなので、あなたのおっしゃる胃の痛みにはあまり効果がないと思いますよ。それでもいいなら出しますか？」と言うと、「あーそうですか。じゃあ先生は患者の痛みを無視して、その肋膜炎とやらの見立てで、何もしないっていうんですね。あーわかりました。そういう病院ですかここは！」

……いつ無視したっていうんだ。さんざん付き合ってあげてるのに。しかもやっぱり、肋膜炎って断定したことになってるし……。ポキリと心が折れました。「当直はあんた一人なのか」と聞いてきたので、もう一人上がいますと言って、上の当直医にヘルプを出しました。

上級医は、内容としては私の意見をくり返したにすぎなかったのですが、患者が「地位が上の医者が対応しにきた」と直感したことと、上級医が「あなたの胃の痛みには、ガスターはとてもいい薬。飲んで眠って、朝まで様子みてみましょう」と、そこはさすがのキャリアの差で、痛み止め・坐薬うんぬんの議論から気をそらさせたことで、患者は急速におとなしくなり、何事もなかったかのような従順さで、眠前薬を飲みはじめました。その様子に、また新たな怒りがこみ上げました。ぐっとこらえて、上級医にお詫びとお礼を言い（基本的に病棟対応は下の当直医がすることになっている）、当直室に戻りました。

「先生は、まだ若いし女性だからね、患者になめてかかられるのは、ある程度しょうがないよ。さっきのもさ、年取った男の医者が出てきたってだけで、言うこと聞いてるだけだから。

全然気にすることないですよ」という上級医の言葉を思いだしながら、私のこの怒りは同族嫌悪じゃなかろうか、と少しドキリとしました。

自分のなかで、「ナシ」のレッテルを貼った相手の言葉には、その後いっさい耳を傾ける気にならない……それって、自分にも当てはまるんじゃないだろうか。私だって、自分にとって不条理の塊みたいな相手から、今まさに逃げだしたばかりじゃないか。

でも……でも私は、背景に感じる権威で、対応を変えたりはしない。発言の中身、その人が選んだ言葉にしか、元来私は興味を持たないし、発言した人そのものには、良くも悪くもフォーカスしない。相手がどんなに偉い人であろうと、理不尽にはあからさまに反発する。まあそれは、社会性の乏しさと表裏一体でもあるのだけれど……。

私の自己内省は置いておくにしても、二ヵ月の精神科研修で接したなかでも、彼女はなかなかのモンスターでした。〝手がつけられない〟とは、ああいう状況を言うのでしょう。

彼女の場合は、入院間もない時期で、まだ症状のコントロールもつききっていなかったと思われ、暴発した易怒性《いどせい》（怒りっぽさ）と、驚くべき論理的思考の欠如は、致し方ない面もあったのかなと思います。ただ、治療が進めば、毒気を抜かれたようにまともな人に戻ってくれるわけではありません。病状が落ち着いたら落ち着いたで、対応の大変さの質が変わってくる感じです。

精神科患者の特徴である「こだわりの強さ、頑なさ」から、急性期の攻撃性が抑えられると結局、「しつこい、めんどくさい」人になっていくわけです。わがチームには、もともとかなり重い病状の患者も含まれてはいたのですが、私ともう一人の同期がチームに加入した一一月には、みな急性期を過ぎていたため、幸運にも〝モンスター〟の毒牙にかかる機会はありませんでした。

けれど、一見「ふつう」に戻ったように見える彼らも、やっぱり普通ではなくて、そのひずんだ価値観と信念を振りかざされ、病棟回診が押し問答になることはよくありました。

たとえば、統合失調症で隔離管理中の患者が、朝回診で「外出がしたい」と言いだす。「まだ外出は早いですね。まずは隔離を解除にして、それから一つずつですね」と言い含め、不服そうな表情ながらも了承が得られたかと思いきや、一時間後には、「○○さんが先生に話があるらしい」と看護師からコール。病室に行ってみると、「良くなってきているのになぜ外出できないのか」と、判で押したように同じ訴えをくりだしてくるのです。

こちらも負けじと、根気よく型通りの返答をくり返すのですが、やっと少し病態が落ち着いたからということで、隔離を解除したその当日に、「今週末、外泊したいです。退院はいつごろできますか」と尋ねられたときには、昨日まで隔離されていた身でしょうが……とあきれました。

このように、精神科の患者たちは、日に何回も同様の訴えをぶつけてきます。疾患には関係なく、その傾向があるように思います。週末に入院後初の外泊を控えた、強迫性障害の若い女性も、金曜日にものすごい頻度で不安を訴えてきました。

「はじめての外泊で、不安が強まるのは当然ですよ。本当に不安なら、今週はやめておいて、来週以降にしてもぜんぜん構わないんですよ。一歩ずつでいいんですから」と言うと、「でも外泊はしたいんです。練習しないといけないから……」と殊勝に答えるので、「そう思えるのはとてもいいことですね。外泊によって不安がどうなるかは、してみないとわからないですしね。でも、家に帰ってからやっぱり不安となったら、いつでも戻ってきていいんですよ」「はい、わかりました」

……よかった、納得してくれた。……で、一時間後にコール。行ってみると、「先生、やっぱり不安なんです……」「……」これはデジャヴだろうか。今しがた理路整然と説明したくだりを、テープレコーダーに録音して、リピート再生したい衝動に駆られました。

学問として、興味はある。でも、精神科はむりだ。痛いほどの実感を伴った結論でした。

り。

論理で割り切れないことばかり、医者同士でも、明確な解釈を共有できないような事象ばか

患者は好き勝手なことを、好き勝手なタイミングで、延々と言ってくる。解決に奔走して、自分でも確信が持てない対応で濁して乗り切って、なんだか常に玉虫色。自分が病気であることを自覚するどころか、無理やり病院に連れてこられて薬を飲まされている、としか思っていない患者には、感謝だってされない。

純粋な探究心だけでは、相殺できないものが多すぎると感じました。土日完全フリーで、平日も定時に上がれるから、バイトの割がいいから、医者の絶対数が少なく簡単に出世できるから……そういった副次的な要素の旨味で、精神科の特殊すぎる苦労が還元されるかというと、そのウェイトが釣り合っているとは、私にはどうしても思えませんでした。

お金を無際限に稼ぎたいとか、大学病院でのし上がりたいとかいう野望が、限りなくゼロに近いせいもあるでしょう。日々の仕事そのものを、どれだけストレス少なくこなし、やりがいを感じながらキャリアを積み上げていけるかが本質であって、それ以外を考慮しだすと、私は異常にブレるのです。

患者から感謝してもらえるかどうかも、「その患者を治したい」というモチベーションや

情につながる、私にとってはけっこう大事なポイントでした。見返りを求めない慈愛なんて、嘘だと思います。

四月にローテートしただけだったら、この結論にはたどりつけませんでした。精神科という場所の実態を、そこでやっていくことの意味を、どこまで正確にとらえられたかはわかりません。ですが、まだ精神科に進むつもりでいた八月に受けた入局試験で、落としてもらってよかったと、一切の意地なく思えました。精神科のベテランの先生が、あれだけの人数で協議するのだから、向いているかいないかくらい、きっと一瞬であぶりだされたはずです。

私はあの荒療治がなかったら、向いていないことに気づけなかった。それでも、どうしようもなく不器用な私は、「やっぱり向いてなかった」と確認することだけを目的に、精神科に戻ってきたのでした。先に述べた、「リエゾン以外の通常チームで学んでみたかった」というのも、もちろん本音です。だけど、理由のメインは、「選ばなくて正解だった」とのネガティブな確信を得るためでした。

こんなにさわやかな気分で、一つの選択肢を除外できたのは、東大病院だからこそだと思います。私のようなローテート理由は珍しいのかもしれませんが、休憩したいというだけの理由で、ベッドフリー（患者を受け持たない）の放射線科や病理部をローテートする研修医は、掃いて捨てるほどいます。

このように、スーパーローテート制度をやや打算的に使う人間に対しても、東大の先生方は等しく教育的で、いい意味で興味がありません。自分たちの仕事を淡々とこなしつつ、下には必要なことを過不足なく教える。そこには、ねじ曲がった興味からの詮索も、偏った強要もない。他の場所とはきっと比較にならない、この無駄のなさと大らかさに、私は安心して甘えてしまうんです。

第3章

産婦人科

産婦人科……オペアレルギー再認識か!?

東大病院研修医二年目には、「選択必修」と称した期間が、三ヵ月あることは前述しました。内訳は、精神科、産婦人科、小児科を一ヵ月ずつ。どんなに業務がキツかろうと、将来その科に進む可能性が限りなくゼロに近かろうと、定められた一ヵ月は静かに耐え忍ばなければならない……これぞ、スーパーローテート制度のダークサイド。

二年目は、一年目に比べると必修期間はぐっと減りますが、大学病院に帰還してきたからには、こういったジレンマも重々承知しているつもりでした。しかし、四月はライト級かつ比較的興味のある精神科、五月は都内のクリニックで地域医療研修……。「大学病院の研修医」然たる毎日は、この六月になってはじめて、降りかかることとなりました。

東大病院の産婦人科は、まず大まかに産科と女性外科（婦人科）とがあり、女性外科はさらに、悪性腫瘍チームと、良性腫瘍・生殖（体外受精）チームに分かれていました。この三パートのうち、私は良性腫瘍チームに配属されることになりました。

良性腫瘍チームが扱う疾患のうち、圧倒的に多いのが、子宮筋腫と卵巣囊腫《のうしゅ》。術式は開腹か腹腔鏡《ふくくうきょう》で、マイナーな分類こそありますが、ほぼすべての手術は、この二×二の組み合わせで表現されます。

術後にも長い化学療法の待っている悪性腫瘍と違い、良性腫瘍は手術で取ってしまえば、基本的にはサクッと退院。よって入退院のサイクルが目まぐるしく、オペ前日に入院して、五日～一週間程度で帰っていってしまう患者の、各種書類さばきやサマリー作成といった、the 雑用に追われることになります。

ですが、ノルマを片っ端から潰していくことに関しては、最初の週くらいは愚直にしかできなくても、遅かれ早かれ、徐々に要領を得てきます。それよりも、手術室に出向き、その環境に長時間身を置くこと自体で、テンションが落ちてしまう傾向のあった当時の私にとっては、なんと言っても週二のオペ日が鬼門でした。

救いだったのが、婦人科良性腫瘍の手術は、三～五時間程度と、常識的範囲内の長さで終わってくれること。一般外科の手術において相応の時間を割かれる、血行再建やリンパ節郭《かく》清《せい》（転移の有無にかかわらず、腫瘍近傍のリンパ節を中心に、根こそぎ取ってくること）といった壮大なミッションがないため、オペ時間がそれだけでぐっと短縮するのです。

取りたいものにアプローチする際に、邪魔になる構造物を順番に片づけていき、そのまま切れば大出血が予想されるような主要な血管のみ、結紮《けっさつ》で前処理してから切離します。術中の手技一つ一つが、その手術の主目的……筋腫なり嚢胞なりを取ってくることに、わかりやすくフォーカスされている印象でした。

オペ時間が五時間を超えてくると、往々にして、一つ一つの作業の目的やゴールがわからなくなってきます。目の前でくり広げられる、どんなに鮮やかな手技も景色と化し、その意味を考えるよりも、「この時間があとどれくらい続くのか」という一点のみに意識が向かってしまいます。

早く終わってほしいという願望、眠たい・お腹すいた・のど渇いた・その他もろもろの生理的欲求……これらに占拠される時間が長ければ長いほど、オペを嫌いになります。すると、オペ室に行くことがどんどんおっくうになり、オペそのものに興味を持つ能力や、一見単調な作業にも意義を見いだせる目は、ますます枯れていきます。まさに魔のスパイラルです。

当時の私のように、純粋な気持ちでオペと向き合うことに不安のある人間からすると、こんな自分でも、今やっていることの目的が明確に把握でき、ある程度の見通しが立てられる婦人科のオペは、かなり良心的だと感じました。

もちろん、たまには長時間の開腹オペもありますが、近年は創が小さくてすむ腹腔鏡手術がさかんになってきていることもあり、少なくとも東大病院の女性外科・良性腫瘍チームでは、執刀時間が五時間を超えるような手術は、月に数件程度でした。単純に体力面から言っても、ハードワークすぎない手ごろさがあり、婦人科に女医さんが多いのはそういう理由もあるのだと思います（泌尿器科も、オペの性質としてはかなり似たものがありますが、やはり女性で選択する人は少なめです）。

六月の一ヵ月間で、私は約一五件の手術に参加しました。最初の週こそ外回り（術野外の雑務担当）専門で、ＤＶＤの録画ボタンを押すのがほぼ唯一の仕事、あとは、腹腔鏡カメラの映像が映しだされるモニターの前で立ち尽くすのみ……といった状況でしたが、次第にお股側での子宮操作役（腹腔内での作業がやりやすいように、膣から挿入した鉗子を用いて子宮を動かす）や、カメラ持ち要員として、執刀医（メインの術者）のサブのサブ（＝第二助手）くらいは経験させてもらえるようになりました。

たとえ地味な役回りでも、この「参加してる感」は、多少なりとも時間感覚を鈍らせてくれます。もっと中心的なポジションでこれをやってのけたとき、そこには当人にしかわからないおもしろさがあるのでしょう。それは、私にとっての執筆活動と同じく、中毒性に近いものなのかもしれません。

一回一回の、やり遂げた達成感だったり恍惚感だったりをエネルギーに、芸を磨いて武器にして、唯一無二の存在になってやろうという野心。体力的・精神的負担がのしかかるなかで、いろんなものを犠牲にしてでも、その場所で踏んばって、野心を燃やしつづけられるか……。

それができるなら、そしてこの先もできそうだと思うなら、それはきっと好きだからで、その世界にフィットしている証拠なんじゃないか……。手術に入ったり、入らなかったりするなかで、私はこんな思いにふけっていました。

ちなみに、術中は基本的に、申し訳ないくらいに仕事がない研修医にも、術後には「DVD編集」という、非常にめんどくさい業務が待っています。術中に録画した腹腔鏡カメラのDVD映像から、手術の大体の流れが追えるように画像をキャプチャーしてきて、電子カルテ上にアップロードするのです。アップした画像は、週に二回行われる術後カンファにて、プレゼンの際に提示されます。研修医の雑用のなかでは、まあまあ重要度が高い部類です。

まじめに等倍で再生しながらキャプチャーしていった場合、当然ながら、手術時間と同じだけの作業時間を要することになります。むろん、私の考えにそんな選択肢は一切浮上せず、まだキャプチャー操作にすら慣れていない当初から、果敢に二〇倍再生（早送りできるMAXの速さ）に挑戦。

はじめのうちは、ここと思った場所でうまく一時停止できなかったり、いつの間にかものが取れてしまっていたりしましたが、徐々にマスターし、二時間程度の手術であれば、二〇～三〇分足らずで完了できるようになりました。あの一ヵ月、私の動体視力は、かつてないほどに研ぎ澄まされていたと思います。

引かないタイプのはずなのに……！　引きまくった当直と緊急オペ

二年目に入るまでの私は、緊急入院や入院患者の急変といった、当直医の体力と睡眠時間を容赦なく削ってくる数々の事態を、もっぱら〝引かない〟タイプで、「心穏やかに眠りたいから、どうかみんな安定していてください……！」との切実な願いと強い意志が、天に届いているんじゃなかろうかと、ひそかに思っていました。

病院での平和な夜に、そんな根拠のない自信を持っていた私でしたが、今回の産婦人科では、当直・緊急ともに珍しく〝引きまくって〟しまい、オーベンをして「一ヵ月しかいない先生で、これだけ引くなんてそうそうないよー。いやー先生持ってるねぇ！」と言わしめたほどでした。

まずは、配属されて最初の週にさっそく訪れた、初回当直。当直帯突入直後に、他院より救急搬送されてきた、妊娠高血圧症候群の妊婦の対応。一段落したところで、子宮内胎児死亡で入院していた妊婦さんが、いよいよ死産のときを迎え、おそらく後にも先にも経験できないであろう、なんとも言えない雰囲気を味わいました。

外見も内部も未熟なままで発育が停止し、胎内ですでに命を落とした状態で生まれてきたわが子を胸に抱き、「よくがんばったね、ありがとう」と声をかける母親とその家族を前に、私は病室の片隅で、神妙な顔で立っていることしかできませんでした。

その日の当直の極めつきが、深夜のいちばん嫌な時間帯に始まった、緊急カイザー（帝王切開）でした。双胎間輸血症候群（胎盤を共有する一卵性双生児の間で、胎盤からの供血量に差がつくことで起こる病態）疑いで、早産の抑止などの妊娠管理目的で入院していた妊婦が破水したのです。

二二時ごろに、「こういう妊婦さんがいるから、もしかしたら緊急カイザーになるかもしれない」とあらかじめ聞いており、かくして午前一時にＰＨＳが鳴りました。いつもの婦人科オペ同様、外回り担当として遠巻きに見物だろうと思っていたら、「先生も（術者として）入ってね！　お股側ね！」とオーベン。いやいや、お股側ね！　って……。

帝王切開は、医学部五年生時の学生実習にて、お腹から盛大に噴射される血に圧倒されながら見学したとき以来で、何すりゃいいんだかまったくわかりません……！　とアピールしつつ、その「お股側」とやらの任務を確認。どうやら、お腹を切る→縫う作業に関与する必要はないようで（関与しろと言われても、今の私には到底無理ですが）、お腹から出てくる赤ん坊を取り上げて、術野外の看護師さんに引き渡すというのが、ハイライトかつほぼ唯一のミッションのようでした。

「とにかく赤ちゃん落っことさないようにしなきゃ！」とだいぶ初歩的な決意を胸に、いざ戦場へ。お腹の穴から間髪入れずに引きずりだされるツインズを粛々と抱え上げ、血液やら羊水やらにまみれた顔を、腫れ物に触るようにガーゼで拭き、無事に看護師さんにパス。後ろで見ていた先生には、「……もっとガシガシ拭いていいんだよ」と言われましたが、なんとなく、潰してしまいそうでヒヤヒヤしました。

夜中に起こされた甲斐もあったかなと思えるのは、産科ならではなのかもしれません。私は特別、生命の神秘に魅せられた人間ではありませんが、他の科とはなんとなく、使命感の質が違う感じです。泥酔した急性アルコール中毒の患者に、一八ゲージ針（点滴の一番太いやつ）をぶち込むためだけに、午前三時に呼ばれるよりは、こういうハッピーなお産の方が、心は断然荒《すさ》まないで済みますから。

執刀のドクター二人が必死でお腹を縫いまくるさなか、産声をあげたばかりの二人の赤ん坊と、お母さん・看護師陣がほのぼのと盛り上がる図式は、学生時代に外病院の見学で目の当たりにした光景そのままでした。やはり何度見てもシュールです。

そのほかにも、病棟当番（緊急入院などを引き受ける役割）の平日にまたも見事引き当てた、子宮外妊娠（外妊）の緊急オペ。

子宮外妊娠の大半は、卵巣で受精して子宮に向かう途中の、卵管で着床してしまう「卵管妊娠」なのですが、この症例では、腹腔鏡で見てみたらなんと、非常に稀な「卵巣妊娠」であることが判明しました。妊娠が正常に成立しなかったことそのものは残念だったのですが、先生方は「学会報告ものだ」と興奮の面持ちでした。

子宮外妊娠は、定期健診などの外来受診時に疑われて、そのまま緊急入院・緊急オペになるパターンが多く、その後も私は、週一回のペースで順調に外妊症例を引きつづけ、「この六月に経験した子宮外妊娠の五例」なんてレポートが書けてしまいそうな勢いでした。

本来なら子宮内で着床するはずの受精済みの卵が、正常に子宮に運ばれず、子宮外のさまざまな場所で着床し、そこで発育しはじめてしまった状態が子宮外妊娠であり、そこから正常妊娠に復帰することは不可能ですから、やはり患者やその家族（特に配偶者）には独特の悲哀感が漂います。

胎芽の発育がうまくいかず自然に膣から娩出される、いわゆる「流産」の状態になれば、わざわざ大がかりなオペをして、妊娠の産物を回収してくる必要もありません。しかし子宮外妊娠の場合、多くは壮絶な不妊治療を経た末に、やっと妊娠できたと思ったら外妊で、（腹腔鏡手術で創は小さいとはいえ）今日明日にお腹を切らなくてはならない可能性が高くて、そしてほとんどの患者では、手術を受けて退院した後も、また不妊治療に取り組まなければなりません。

子宮外妊娠の患者は、そういったもろもろの事実を、いつものように訪れた外来で告げられるわけです。いきなり緊急入院を命じられた患者の戸惑いや、ぶつけどころのない悲しみ・落ちこみは、相当のものだと思います。

子宮外妊娠は全妊娠の一％に起こるとされていて、一〇〇人に一人と考えると意外に多いというか、決して他人事ではないなあという印象です。東大病院は、他院からの紹介などで、特殊な症例が集結しやすい性質の病院であるとはいえ、たかだか一ヵ月のあいだに、これだけ続々と外妊疑いがやってきて、しかもそのどれもが、残念なことに誤診ではなかった（＝本当に子宮外妊娠であった）というのは、やはりなかなか珍しい事態だったようです。

六月も一〇日あまりを残して、三例目の外妊を引いたときには、みんなの卵がちゃんと子宮に着床してくれるように、自分がお祓いにでも行ったほうがいいんじゃないかと、本気で考えました。

さらに、「へらへらしてるわりにやたら引く研修医」として、実績を積み重ねる私。日曜の日当直では、娩出力（いきみ力）不足で分娩停止→鉗子分娩に至った、初産婦のお産に立ち会いました。

分娩のハイライトは、午前〇時〜二時ごろにかけて。胎盤も無事娩出されて、やれやれ四時間は眠れるかな……と思っていたところに、狙いすましたように、病棟の入院患者が急変したとのコール。電話口の看護師は、「誰でもいいから早く来てください！」と異様に切羽詰まった様子で、つい数分前まで鉗子分娩を監督していたオーベンが、現場の産科病棟に駆けつけました。

なんと、子宮内膜症の既往のある産褥婦の、多量性器出血による出血性ショックでした。

すぐさまコードブルー（院内急変への応援要請。某ドラマのタイトルにもなっていたが、決してドクターヘリのことではない）が発令され、産科病棟に救急部のドクター軍団が続々と集合。緊急採血では、Hb（ヘモグロビン値）が五ｇ／dℓ台と重度の貧血で、もちろん本人はロウ人形のごとく顔面蒼白。内腸骨動脈あるいはその枝である子宮動脈からの動脈性出血が疑われ、三本の点滴ラインから輸血と輸液をじゃんじゃん落とし、一時六〇まで落ちていた血圧は、比較的速やかに持ち直しました。

放射線科の当直医に依頼して、急きょ動脈塞栓術（動脈造影下に、カテーテルを用いて動脈内に塞栓物質を注入し、止血をはかる処置）を施行。なんとか出血のコントロールがついてバイタルも安定し、朝五時過ぎにＩＣＵ（集中治療室）搬送とあいなりました。どうやら病態としては、膣との交通をもった、血流豊富な子宮内膜症病変からの出血だったようです。

産婦人科・救急部・放射線科と、三科総勢二〇名あまりもの医師が、約三時間にわたりぐちゃぐちゃに入り乱れる様は、これぞ大学病院、ビバチーム医療。ひとしきりカタがついて産婦人科病棟に戻るときの、アドレナリンが切れた反動でどっと押し寄せる疲労感と、祭りの後のような虚無感が、なんとも言えなかったです。

この疲労にむしろ心地よさを覚え、それを大いに上回る充足感に満たされうる人こそが、今まさにこの場に、ものすごい迅速さで集結してくれた救急救命医たちであり、ひいては、毎日のように壮大なオペをバリバリこなす、外科の先生たちなんでしょう。そして、それって要はドMじゃん……とか思っている私は、そういう人種の先生方とはやっぱり対極にいるんだろうな……と、この当時は信じて疑いませんでした。

にもかかわらず、この月の私は、ここに述べきれないくらいに、上級医や産婦人科志望の研修医がうらやましがるほどの、症例のデパートと化していました。六月の二週目に入ってまもなくだったか、私にはいつの間にか「ミスオンコール（＝緊急嬢、的な笑）」なるコードネームがつけられており、その称号に恥じない引きっぷりを、抜群の安定感で発揮しつづけたのでした。

当直とどめのベビー採血

ちなみに、引きまくったシリーズとは違うのですが、当直帯のルーティーン業務で誰もが苦しめられることになるのが、朝の新生児採血です。ご多分に漏れず、私もばっちり苦戦しました。

手順としては、新生児の足底かかと近くの皮膚に、カミソリで切り込みを入れ、絞りだした血液を毛細管（細いガラス管）で吸い取って採取します。

貧血や高ビリルビン血症（新生児黄疸の原因）がないかの評価と合わせて、もっとも重要なのが、ガスリー法による先天性代謝疾患のスクリーニングです。専用のろ紙に描かれた円状の枠内に、血液を染みこませて提出します。

それ以外の一般検査項目については、自ら毛細管を遠心分離にかけてから、緊急検査室に徒歩運搬。ヘマトクリット（血液中の血球成分の割合）に至っては、遠心分離後の毛細管内の血球：血清の比率から、直接割りだします。

このように、全行程を通じて、やたら古典的な香りのする新生児採血ですが、古典的であるがゆえに、その至るところにトラップがあります。何しろこれらを行わなければならないのは、体力・気力・集中力が大幅に消耗された、当直明けの朝七時。トラップに逐一引っかかってドツボにはまると、四～五人の新生児の採血をやっとこさ終えたころには、八時半の申し送り時間間近……なんて日もありました。

最大のトラップとしては、血液を過不足ない量で採取できるように、ちょうどいい深さで足底の皮膚に切り込むのが、初心者には意外と難しい点です。切り込みが浅すぎると血液が足りないし、深すぎると、当然ながら血が止まらないという事態になります。ですが、どちらかというと、切り込みが浅すぎる場合の方が、面倒な悪循環に陥りやすいような印象でした。

ファーストトライでびびって浅く切ると、検査に必要な十分量の血液が得られず（特にガスリー法では、ろ紙の裏側からも、血液の染み出しがばっちり見えるぐらいに吸収させないとやり直しで、少しでも染み出しが甘いと、看護師がにべもなく突き返してくる）、結局二回、三回と別の場所を切ることになってしまいます。

保育器ですやすや眠っていたところを、不可抗力的に採血用の台の上に連行された赤ん坊は、ファーストトライで負傷した瞬間から大号泣です。この世の終わりのごとく泣き叫びつづけ、あらん限りの力で抵抗してきます。

血液を採っている側の足を固定し、体ごと赤ん坊の上にのしかかるような形で、作業部位以外を押さえ込むのですが、乱闘のどさくさで、せっかく途中まで血液を吸っていた毛細管が、ポキッといってしまうことも……。落胆しているさなかにも、こめかみにキンキンくるような周波数の泣き声はやみません。待ちわびた母親がしゃしゃり出てきて、「早くわが子を返してくれ」と言わんばかりに、背後をうろうろされたりなんかした日には、もう最悪です。

一連の行程のなかで、赤ん坊に対して、かわいいとかごめんねとか思っている余裕は、正直一切ありません。私の場合、手技に慣れたところで、そんな思いが浮かぶかも怪しいものです。それどころか、なんでこんな生まれて数日の子らに、早朝からぐったりさせられなきゃいけないんだと、行き場のないフラストレーションにさいなまれる、当直とどめのdutyなのでした。

コラム
研修医の息抜き　～休日編～

はっきり言って一年目のうちは、休日はないようなものでした。唯一麻酔科の三ヵ月だけは、夢の〝ゴールフリー〟でしたが、それ以外の九ヵ月は、土日も一年生は原則出勤。担当患者を「ひとり回診」してカルテ記載、その間に、ここぞとばかりに看護師から依頼された雑用（処方や点滴刺し替えなど）を片づけていると、なんだかんだでお昼を回り、解放されるのは一四～一五時。

そこからようやく休日が始まるわけですが、あまり大々的に出かける気にはなれませんでした。いくら普段家にいる時間が短く、ほぼ寝に帰るようなものだからといって、週に一度も掃除しないわけにはいきませんし、翌週からも延々と続いていく毎日と、そこでのパフォーマンスを考えると、疲れ切った肉体のメンテナンスが最優先です。よって、残された午後の貴重な時間も、たいていは家事と体力リカバーで、地味に終わっていく感じでした。

最悪なのは、その病院で持たされていたＰＨＳが、研修医寮はもちろん、院外のどこにいようと、謎の〝公衆モード〟とやらでつながってしまうことでした。土日でも外出先にＰＨＳを持ち歩き、いつ鳴るかおびえながら過ごすため、常に潜在的なストレスがかかっていたように思います。ちょっとコンビニに出かけるのにPHSを忘れてしまったくらいでも、帰宅したら不在着信のライトが点滅していやしないかと、ひやひやしたものです。そして、そうやってかかってきたコールのほとんどは、患者の病態に直接は関係のない、緊急性に乏しいものでした。

二年目になると、ナンセンスな根性論は影をひそめ、ようやく「ピュアな休日」を謳歌できるようになりました。休日の当番制度があいまいで、何かと受け持ち研修医に連絡がいってしまう市中病院とは対照的に、東大病院ではほぼすべての科で、平日の夜間当直・休日の日直制が徹底されているため、PHSストレスも大幅に軽減しました（本編にもあるように外科は例外で、担当研修医のPHSがつながらなければ、夜中だろうと迷わず携帯にかけてくるため、枕元に携帯を置いて寝る悲しい習慣がつきました）。

土日に、安心して友人との予定を入れられるようになったのは、やはり二年目になってからでした。同期の研修医たちも、飲み会やデート、連休を使っての国内旅行など、プライベートをおおいに満喫しているようで、一年目で抑圧されすぎた基本的人権を、二年目では様子をうかがいながら、徐々に小出しにしている印象でした。

ただし、人によっては選択科目で忙しい科をまわっていたりもして、休日でもそこまで思い切った遠出ができないとなると、どうしてもお互いに行動範囲がかぶってくる節はありました。とりわけ上野近辺は同期との遭遇率が高く、私も、気を抜きまくった残念な服装にすっぴんで、ヨドバシカメラをうろうろしているときに、そこそこイケメンの同期とばったり会ってしまい、非常に後悔した思い出があります。

また、私は料理を一切しないので（誇れたことではありませんが）縁のない話でしたが、意外にも同期の自炊率は男女問わず高く（みんな堅実です……）、本郷にある数少ないスーパーも、研修医頻出スポットだったようです。

第4章

救急部

初・救急外来当直

私が救急部を正式にローテートしたのは、初期研修二年間のうち、最後の二ヵ月でした。そこまでのあいだの、救急医療との接点というと、一年目の病院で研修医の duty になっていた、救急外来当直がありました。

当直業務には一年生の五月から入りだしたのですが、三ヵ月間は病棟当直（＝点滴当直）専門になっており、救急当直のデビューは、八月上旬のある平日でした。東大救急部での二ヵ月間の紹介に先立って、その当時よりも、幾分か初々しかった一年目の夏、はじめて救急当直を担った長い夜について、書いてみたいと思います。

この夜、内科救急外来は、標準的水準をはるかに上回る混雑ぶりだったらしく、また日付が変わる前の時間帯に集中して押し寄せたため、その間五時間ほどにわたり、現場は持続的にカオスでした。

電子カルテの「救急受付患者」のページで、過去の日付にさかのぼって、日中・夜間の救外受診状況を確認できるのですが、翌日それを見た二年目・三年目の先生からも、「昨日はけっこうアグレッシブにとった（受け入れた）ね〜」とのコメント。救外に一晩で来る患者数の相場が、当時の私にはわからなかったのですが、はじめて救外を任される一年生にはなかなか酷な負荷だったことを、翌日以降になって悟りました。

夕方一七時一五分。当直帯突入の恐怖の時間がきて、まずは景気づけに栄養ドリンクでも買おうかと、院内のローソンに入りかけたとき、PHSが鳴りました。「八〇代の意識消失が来るぞー。神経内科かかりつけで詳細は不明。よろしく！」その日の内科当直の責任者である、指導医の先生からでした。

救外に受診依頼がくると、まず内科当直上級医（三年目以上の先生が持ち回りで務める）のPHSが鳴り、受け入れ可／不可の決定がなされます。受け入れ可となると、上級医から研修医当直に電話がいき、戦場に駆りだされるわけです。当直帯スタート直後に出動を命じられた私は、栄養ドリンクを泣く泣くあきらめて踵を返し、救急外来へ。開始早々、救外に軟禁されることになってしまいました。

院内からの救外入口の自動ドアをくぐり、さっそく「意識消失発作・当院神経内科かかりつけ」以外は、まったく詳細不明の患者を呼び込みます。

この患者、一週間ほど前にも、同じ主訴で救急外来を受診しており、それ以前にも、かかりつけである神経内科外来を待たずして、たびたび来院していました。前回の救外受診時に、採血と頭部ＣＴまでやっていて、どちらも特に異常を認めていないこともあり、今回のところは経過観察として、いつもと明らかに様相の異なる発作があれば、再度受診していただく方針になりました。

今現在の状態に緊急性は疑いにくく、またここの救急外来で実施できる検査は比較的最近にすでに行われており、追加でやるとしたら脳波ですが、それは日中の外来でないとできないので、次回の神経内科の外来の予約を早めにとって、脳波検査も入れておきます……という旨をたどたどしく説明。

採血も画像検査も処方もなしで帰宅……となると、納得しない患者が多いため、研修医の立場だと、体裁を守るためだけに、ついいろいろオーダーしそうになってしまうのですが、今回の患者とその家族には穏便に理解してもらうことができ、なんとか無事お帰りいただきました。主訴が意識消失でそれもかかりつけ（来てしまったら断れない）って、しょっぱなからヘビーすぎます……。

その後は、嘔気・ふらつきで来た熱中症疑いの若い女性や、部活の合宿帰りのバス内で、三九度の発熱を認めたという中学生の女の子など、一般内科らしい症候の患者が三〜四人続きました。鑑別にもそれほど苦慮せず、まあまあ人並みに対応できたのではないかと思います。

この日の当直帯での入院は二名で、上記のような緊急性のない患者たちに埋もれてやってきました。一人は、炎天下での終日にわたる白バイ訓練後に、全身の筋肉の攣《つ》れ感が出現したという二〇代警察官、もう一人は、三九度発熱と全身の皮疹で近くの皮膚科を受診し、処方されたステロイド軟膏を塗っていたがいっこうによくならず、むしろ悪化して手がつけられない状態になってしまったという三〇代男性でした。

白バイ隊員の方は、ベースに熱中症はあるとして、脱水状態で過度の運動を続けたことで、横紋筋融解症《おうもんきんゆうかいしょう》（筋組織が破壊される）をきたしている可能性がありました。また、全身発疹の男性の方は、以前にヘルペスの既往・入院歴があり、再発が一番考えやすくはありましたが、生下時（出生時）よりアトピー性皮膚炎があり、近医でステロイドを処方されてから、急激に皮疹が拡大・増悪していることを考えると、カポジ水痘様発疹症《すいとうようほっしんしょう》（アトピー素因のある人にヘルペスウイルスが感染すると、通常の単純ヘルペス感染より重篤化する）の可能性は、念頭に置かなければなりませんでした。

教科書的な知識だけはギリギリ健在だった私は、前者では「炎天下・過度の運動・筋肉の攣れ」、後者では「全身皮疹・アトピーの既往・ステロイドで悪化」というキーワードを問診で聞きだした時点で、上記の見逃してはならない疾患は頭に浮かんできました。身体診察や採血といったルーティーンを終えて、指導医の先生に電話でプレゼンする際にも、「△△なので、○○の可能性もあると思うんですけど……」と伝え、先生も「いいんじゃない？」と賛同してくださいました。

と、ここまではよかったのですが。聴取した情報を頭のなかで整理して、アセスメント（診断の当たりをつける）したはいいものの、そこから急きょルートを確保（点滴をとること）したり、追加で必要な検査をオーダーしたり……といった、場の流れのスピードアップに今いちついていけず……。

カポジ疑いの方は、皮膚科の先生に連絡をとって病状を説明し、なんとか責任もって入院まで見届けたのですが、白バイの方は、「横紋筋融解なんかもありえるかも……」と遺言のように言い残したまま、他の急患に追われてしばらく放置しているうちに、いつの間にか追加オーダーされていた採血で、血中ミオグロビン（筋肉中の酵素）の異常高値が確認され、すぐさま一般内科入院が決定していました。

結局確定診断は「カポジ水痘様発疹症」と「横紋筋融解症」で、私のファーストインプレッションはどちらも正解だったわけですが、救外では……というか臨床では、当然ながらそこがゴールではなく、その診断に確信を得る前に動きだし、治療の方向性を定めないことには、手遅れになってしまうのです。

二二時台にやってきた、上記〝ホンモノ〟の二人を入院させた時点で、院内のベッドがリアルに満床となり、いよいよかかりつけ以外はブロック（＝受け入れ拒否）せざるをえなくなって、現場は日が変わるころにやっと一段落しました。

頭の回転が尋常でなく鈍っていくのを感じながら、検査オーダーだけぶち込んで放りだしてあった患者のカルテを、めどがつくところまでなんとか書き、当直帯突入から七時間後になって、やっと当直室に帰還できました。

五時間近く前に注文していた、冷めきったハンバーガーに覇気なくかぶりつき、「いやーあんまりブロックできなくてごめん！　満床だからもう来ないよ。呼ばれたらよっぽどと思って」という先生の言葉を信じて、ベッドに倒れこみました。

本当にその後ＰＨＳは鳴らなかったのですが、午前四時ごろに一度起こされ、「二〇代の腹痛・下痢！　断りたかったんだけどさー。もう五ヵ所くらい断られてるらしくて受け入れちゃった。ま、安川さん一人でできちゃうでしょ?」と、若干の無茶ぶりが放り込まれてきました。

「え? ぜんぶひとり!? そんな〜」とすがろうとするも、「いやー大丈夫でしょー! 消化器で三ヵ月やったんだろ? それ駆使してさ。できるできる!」と言われ、(ああそっか……私、消内にいたんだった)と見事説き伏せられ、救外に再出動(当時、四〜六月の消化器内科ローテートを終え、七〜九月で循環器内科をローテート中でした)。

いつ呼びだされるかわからない状況での仮眠とはいえ、あの閉鎖的な環境から一度リセットされたことで、頭はややクリアーさを取り戻し、「消化器だったら多少はわかる」という不思議な落ち着きも手伝って、翌朝になって私の書いたカルテを見返した先生からも、この患者がいちばん完璧にできていたとの評価でした。

救急外来を任されてみて痛感したのが、自分は物事を同時に処理するのが苦手で、やろうと思えばできるけれども、相当なストレスと引き換えにしかできないということ。

スピードと同時処理能力は、普段の病棟で身につく機会が、極端に少ないスキルの代表格です。病棟に緊急入院患者が入ったときにしたって、初動の一〜二時間は、ほぼその人のみに集中できることがほとんどです。

臨床経過や検査データを吟味し、ああでもないこうでもないと考えを巡らせながら、一人の世界に入り込んでいる時間が私は案外好きで、一つ一つ納得したうえで、自分のペースで前進したいタイプである一方で、救急外来に流れる空気感や、そこで要求される人材というのは、まったくの真逆でした。救外が当時の私にとって、苦痛の塊になってしまうのは、ある意味必然だったのです。

悪夢のERふたたび

前述の初救急外来当直から一年半を経て、二ヵ月間の本格的な救急部研修が訪れました。東大病院の救急部は、日勤：朝八時～夜二〇時、夜勤：夜二〇時～朝八時の二交代制による完全シフト制で、二年目研修医の場合、ＥＲ（救急外来）かＩＣＵ、日勤か夜勤の四通りでシフトが組まれていました。

そのシフトというのがけっこう無茶で、一〇連勤以上は当たり前。休みを個人でばらけさせてしまうと、シフトが組みにくいからなのでしょうが、週休二日制の概念をはるかに凌駕した鬼シフトが、平然と組まれていました。

私もご多分に漏れず、二月のしょっぱな、まだ何も疲れていないのに九連休から始まり、一〇日にようやくERデビュー、そこから怒濤の一九連勤!! 初日に出勤するときの恐怖感といったら、八月の第一外科スタート時に匹敵するものでした。

こうして幕を開けた、三週間におよぶ連日ER日勤。ここで苦しむとしたら、はじめのうち仕事が覚えられず、同期や後輩の一年目に対して肩身の狭い思いをするか、業務にてんてこまいで、へとへとになるかだろうと思っていました。

しかし始まってみると、苦悩の質は想像と違っていました。まず、前者の仕事さばきについて。たしかに救急診療のイロハに関しては、知識にも実戦にも乏しく、引き出しが作られていない部分はあるのですが、そうは言っても、二年弱の臨床経験に救われました。やはり一年目でローテートするよりかは、ありえないタイミングでありえないことをしでかすリスクは、少なく済んだように思います。

そういうタブーさえ犯さなければ、一つ一つの業務の質なんて、研修医レベルでは大して問われませんし、そこまで見てくれている人もいません。研修医ができるアセスメント・研修医が書けるカルテは、どのみち後から上の先生によって、はるかに短時間でなぞられるのです。

それよりかは、現場の炎上を感知してその場に加わり、空気を読みながら、自分にできる寄与をすること。なおかつ、過剰に「やってる感」を出したばっかりに、自分の首を絞める展開にならないよう、適切に他に振って頼ること……。基本的なようですが、この鉄則がすでに刷り込まれていたのは、大きかったと思います。

市中病院から大学に戻ってきて、こういった傾向はますます強まりました。研修医に任される範囲がものすごく狭く、自分で判断できないぶん、異様に守られている。救急部をまわるまでに配属された各科で、その不自由な身分を実感しつづけてきたことで、「この扱いで、責任感を持てという方が酷だ」と、やや達観するようになっていました。

自分が取りこぼしても、誰かが必ず拾うのだ、ここはそういう病院なんだという認識を心がけると、変にテンパらずに目の前の仕事に取り組めました。これがキャリアの賜物と言えるかは、はなはだ疑わしいですが。

後者の「肉体的にしんどくて立ちゆかない」状況は、「日によってあったりなかったりだが、ない日の方が圧倒的に多い」のが実態でした。

救外に来る患者は、自ら外来を受診するか、救急車で運ばれてくるかの二通りです。救急隊からの搬送希望は、「ホットライン」と呼ばれる電話で知らされるため、救急車が来ることを「ホットがくる」とも言います。

ホットの頻度は、日勤帯で平均して三〜六件といったところ。夜勤帯の方が、ホットを受ける上級医の張り切り具合に左右される要素が大きいようで、日勤帯と同じくらいとってい る日もあれば、体裁上一件だけCPA（心肺停止）とりました……みたいな日もありました。

ホットにしろ、救急搬送以外の外来受診にしろ、やはり土日に集中する傾向にありました。かかりつけの近医が閉まっている休日に体調を崩し、週明けまでは待てそうにないから受診するケースが多く、土日のERは正直憂うつでした。

実際、日曜のER日勤で、研修医が二人だけだった週があり、よりによっていつにも増してのホットフィーバー。CPA四件に加え、ICU入室の重症ホットも二人で、一人はレジオネラ肺炎で、呼吸困難増強によりERにて挿管、一人は上野のホームレスの低体温と意識障害で、事前に結核対応の徹底が命じられました（喀痰《かくたん》培養で結核が完全に否定されるまでは、陰圧室に隔離。接触する医療者は、ハンパない密閉性を誇る、N95マスクの装着が必須となる）。

CPAはじめ重症症例では低体温が多く、初療室を三一℃に加温するため、灼熱の密室で心マ（心臓マッサージ）やカルテ記載、その他もろもろやらねばならず、じきに頭が朦朧としてきます。患者一人が初療室に二時間以上滞在するのもざらで、CT検査の準備や入院のベッド調整など、たまに訪れる「待ち」の時間にも、バイタルが急変しないか、研修医が部屋に残って見守っておかなければなりません。

三一℃の部屋に、N95マスクを筆頭とした、感染防御目的の完全武装で二時間超。何もしていなくても、そこに存在しているだけで過酷をきわめ、こっちまで脱水が進みそうなほどです。それを何件ぶんもくり返しているうち、すっかり体力を奪われてしまいました。

連勤地獄の真実

そんな最悪な土日もありましたが、少なくとも平日は、診るべき患者が絶え間なくいて、さばいてもさばいても新規が降ってくるような状況は稀でした。

救急車が珍しく並列で来たときには、それなりの量の仕事がどっと押し寄せるし、CPA症例では、二〇〜三〇分にわたって心マをしつづけなければならない（研修医同士＋救急隊で適宜交代はしますが）こともあり、コマ切れでみたときにしんどい一瞬だったり、疲労が一気に溜まる数時間だったりはあるわけですが、それ以外の空白の時間帯で十分リカバー可能でした。救急の医者は、壮絶で多忙な毎日を送っていそうなイメージでしたが、患者がいっこうに来ず、ひまでだらだらしている時間も意外にあるのだとわかりました。ただ他の多くの科で、「ひまになる＝仕事が一通り終わっている＝おうちに帰れる」なのとは対照的に、ERやICUでは、身の置きどころのないほどの怠惰な時間がどんなに綿々と続こうとも、そこにいなければなりません。朝八時に来て、一〇時には手持ちぶさたになったとしても、夜二〇時の引き継ぎまでの残り一〇時間、静かに耐え忍ばなければならないのです。

つまるところ、ERで日々を過ごしてみていちばんつらかったのは、せいぜい週に一〜二回のホットフィーバーよりも、徐々にしかし確実に、身体と精神を蝕《むしば》んでいく、連日の長時間拘束だったわけです。さらにやっかいなのが、その時間を持て余すべき場所が、ER勤務ならER、ICU勤務ならICUに限定されていて、そこから離れるのが厳禁とされている点でした。

救外患者の受付状況は、救外の電子カルテでしか見ることができません。ホット要請は、三年目以上の上級医の持つ専用PHSにかかってきて、受け入れ可否が判断されることになっており、そこで搬送OKとなったとして、その事実は二年目以下の研修医には伝えられません。本来、患者がいないときに外来に張り付いている必要はないはずですが、患者の来院を研修医に知らせてくれるシステムが、確立されていないのです。

つまり、救急車はいつの間にか来ているし、独歩来院の患者も、いつの間にか診察室に入れられているのです。外来患者のファーストタッチ（病歴をとって身体診察をし、必要なら点滴採血、その他一般的検査のオーダーと実施）は研修医の仕事であり、患者が一人きりで放置されている図は許されません。

こうも悪条件がそろうとまさに詰め将棋で、ここにわれわれ研修医の、ERエリア軟禁状態が完成されます。救外奥のせせこましい医師控室に常時待機し、定期的に電子カルテで患者の受付状況をチェック、患者が増えていたらすぐさま駆けつける……という具合です。しかもこの医師控室、救急部全体の共有スペースなので、まったくくつろげない。上級医がいつ入ってくるかわからない場所で、寝そべって雑誌を読むのも気が引けます。

「これはなんとかしなくては……！」上記のルールに一〇〇％バカ正直に従い、ERに縛り付けられていたのでは、とてもじゃないけど一九連勤なんて身がもたないと、初日から確信しました。

同じくER日勤付きの同期研修医は、私が連休のあいだER夜勤をやっていて、日勤デビューが私の一日前。「日中の一二時間が、想像を絶する長さで苦痛」という、まさに同じ問題にぶち当たっていましたが、いろいろ思案して行き着いた結論も同じでした。それは、「とにかく居場所のレパートリーを増やすしかない」というものでした。

救急部配属の研修医は、指定された薄緑色の上下（作務衣に近い。その淡すぎる色合いとパジャマ的なシルエットで、高校時代の学校指定ジャージを超えるダサさ）を着ることになっており、このいでたちでいて不自然でない場所は、かなり限られていました。なおかつ、患者が増えているのを見逃さないために、救外ＰＣへのアクセスのしやすさも重要で、私は針の穴を通すような神技で、数日間で三〜四ヵ所の居場所を確保しました。

特に私が気に入っていたのが、土日のオペ室ラウンジ。普段は、基本的には手術に関係のある人間（外科医、麻酔科医、オペ室看護師など）しか利用できないのですが、土日は定時手術がないため、もぬけの殻になっているのです（緊急手術の担当医が休憩していたり、所属不詳のドクターが、真っ暗闇でネットしていてギョッとしたりはしますが）。ただもちろん、平日のラウンジでは緑装束が浮きまくり、「現在サボり中です」と宣言しているようなものなので、週末二日間限定のオアシスでした。

大学ならでは！　三連発

勤務時間の長さに準じる苦しみだったのが、市中ではおそらくなかったであろう、大学病院特有のしきたりでした。

①明らかに軽症でも念には念を

たとえば二五歳女性の、一過性の呼吸苦と指先のしびれ。外来に来たときにはすでにケロッとしていて、SpO_2（血中酸素濃度）含めてバイタルサインに異常なく、特記すべき既往症もなし。誰がどうみても、過換気症候群（俗に言う過呼吸）の診断でよさそうな症例です。市中病院だったら、採血するかどうかも怪しいところで、バイタル確認後に問診をとり、いちおう一通り身体診察して、待合室でしばらく様子を見てもらって、問題なければ帰宅としていました。

これが大学だと、たかだか五年未満のピル内服歴に過敏に反応。血栓性疾患を疑い、採血の凝固検査でＤダイマー（血栓形成に伴い、線溶系〈血栓を溶かそうとする機構〉が亢進すると上昇する項目）を測り、高値だったら胸部造影ＣＴを施行し肺塞栓の否定を、との指示が下りました。寝たきりなわけでもない、生来健康な若年女性で、ピル飲んでるだけで肺塞栓って……おいおい。

「ピルは血を固まりやすくする作用が少しだけあって、念のため血栓によるものではないか調べますね」と話すと、患者は「はあ……」とだいぶ戸惑った様子でしたが、上の命令は絶対なので、言われた通りに採血しＤダイマー評価。採血の項目としてはややマイナーな部類のため、結果が出るのに一五分はかかります。もちろん上昇はなく、処方なし・再診指示なしでご帰宅。

もし上記のＤダイマーが少しでも正常域より高かったとしたら、速攻ＣＴ行きになるわけですが、ＣＴの被曝量はレントゲンの比でなく、それを二五歳の未婚女性に行うことに、どこまで意味があるんだろうって感じです。

こういった葛藤は毎日のようにあって、「緊急度の高い疾患が完全に否定されるまでは、必要な検査と評価をくり返す」という、救急医学における、きわめて教科書的な観念が浸透していました。ときに明らかに軽症の患者に対しても、不必要に手厚い検査が乱発されて、自ら望んで受診したとはいえ「なかなか帰れない」状況。

そして、ひと検査ごとに上の指示を仰ぎ、帰宅させる前にも絶対連絡。どんなにそこまでの段階で、上に密接に関与してもらっていたとしても、最終的な帰宅決定を自分で判断するなんて、もってのほか。救急隊へのサイン（ホット要請を受け入れましたよ、という程度のごく事務的なもの）すら、研修医は禁じられていました。

一年目にいた市中病院の救急当直では、患者から話を聞きつつ、手を動かしつつのカルテ記載と各種オーダーを、すべて研修医一人が同時進行で行います。患者の診察と評価を進めていくのが、その場に自分しかいない状況が当たり前で、スピード勝負の肉体労働と、総合的臨床判断への着地をめざす頭脳労働の両方が、一度に降りかかってくるのです。

中等症以下の患者については、上級医が一度も診察に来ることなく、電話での病態報告と方針指示だけで完結することがほとんどでした。多少の重症感のある患者にしても、上を呼んでいいのは、病歴聴取と身体診察、ルート確保と採血、一通りのルーティーンの検査（レントゲン・心電図・簡易エコーなど）実施とその吟味が終わってから。情報が不完全にしかそろっていない段階で電話しても怒られるし、逆に緊急度の高い患者に悠長に構えすぎて、迅速に上の判断を仰がないのはもっと怒られます。

ただ、「これを勝手にやったから怒られた」という経験はほとんどなかったし、自分でどんどん次の段階を想定して準備し、上への電話は、自分の見立てへの同意と、最終的なゴーサインをもらうのみ……という研修医が、「できる」とされていました。

大学病院の二次救急としては、慎重すぎるくらいの診療が、あるべき姿なのかもしれません。上記の悩ましさは、大学ならではの教育的な風潮ありきのものであって、大学で研修する醍醐味とも言えるわけですが、市中病院で一年間研修し、放置されることに慣れていると、面食らう場面が多々ありました。

それに、そういった「もろもろの否定待ち患者」に医者のマンパワーが割かれて、新たなホットが断られたりしているとしたら、そんな本末転倒な話はないと思います。丁寧さ・緻密さを、無駄の多さ・くどさと履き違えないように、日ごろから意識すべきなのでしょう。

②スーパーロングカンファ

大学病院といえば、カンファレンス。救急部は、本来カンファとはもっとも無縁の場所だと思うのですが、夜勤帯からの申し送りの後、ホットが来ていなければ（たいてい来ていない）、控室にぞろぞろ移動して、毎朝の「フィードバック（振り返り）カンファ」。直前の夜勤帯か前日の日勤帯に来た患者のなかから、指導医が教育的な症例をピックアップして、全員で情報共有し、ああでもないこうでもないと再アセスメントしたうえで、一般化と総括を行っていきます。

一二時間勤務を乗り越えた夜勤帯の面々には、ほどなく襲い来る睡魔に負け、船をこぎだす人もちらほらいるものの、救急部の指導医はおしなべて〝全員参加感〟にこだわるため、ものすごい頻度で、名指しで当ててきます。「じゃあ先生、この人の呼吸どうだった？」「この人の挿管のタイミングはどうする？」「先生、ショックの鑑別挙げてみようか！」……まったくもって、気が抜けないのです。夜勤は一刻も早く解放されたいし、日勤は日勤でさっさと病棟業務に取りかかりたいし、研修医全員にとって地獄の一時間でした。

このフィードバックカンファに加えて、忘れちゃならないのが、週一回のスーパーロングカンファ。毎週水曜の一六〜二〇時、なんと四時間にわたります。かのアレルギー膠原病内科（内科のなかでも特にじっくり系）の新患カンファですら、三時間程度でしたから、驚異的な長さです。

ちなみに、比較的ひまな大学病院のＥＲとはいえ、さすがに四時間もあればホットの一、二件は来るわけですが、カンファ時間内のＥＲ・ＩＣＵ対応は、すべて三年目以上の救急部医師が請け負うことになっており、研修医はカンファ出席が最優先になっていました。

たとえ途中で運よく病棟から呼ばれ、エスケープに成功したとしても、三〇分も経たないうちに、カンファ室からカムバックの催促コールがくるほど。普段のER軟禁よりも、さらに自由度の狭められた四時間だったわけです。

前半は、得体の知れない外国人医師によるレクチャーで、フィードバックカンファと同じく、ベースは症例検討。ただ、全編にわたって英語限定で、投げられる質問も英語なら、こちらもすべて英語で回答しなければなりません。朝カンファ同様ガンガン当てられ、外国人医師には早口でまくしたてられ、もうしどろもどろ。英語かぶれは、某市中病院くらいにしておいてほしいものです。

後半は、指導医による救急診療レクチャーで、日本語禁止は解除されるので多少はストレスが緩和されるものの、日本語OKになるぶん、質問内容はいずれも超マニアック。ミニコーナー的に実施される小テストも悲劇的にわからず、同期と一年目の前で醜態をさらしまくるのでした。

③即刻の転院多し

救急外来で診た患者たちのなかから、平均して各勤務帯で一〜二名ほどが入院となります。

診断がすでについていて、その専門科での精査加療が望ましい場合や、もともと特定の科にかかりつけの場合には、各科の病棟でお引き取り。それ以外の入院患者たちが、外来横にある一〇床程度の救急病棟に入ります（ごく一部、蘇生後など集中管理を要する患者に限り、四階のＩＣＵに送ります）。

この救急病棟にベッドの空きがなくなってしまうと、入院適応になりそうな重症患者を一切診られない、つまりホットを受けられなくなってしまうため、ベッドの回転率は常に高く保たれる必要があります。

よって、状態が落ち着いて、治療方針にめどがたった暁には、可及的速やかに他へ移ってもらう流れになります。救急部でこれ以上診るほどではないけど、もう少し入院したほうが安心な人に関しては転床（空きベッドのある病棟へ移動）、入院継続不要なら退院。これが基本です。

ですが実際には、どの病棟も予定入院で埋まっていてベッドがなく、他院へ転院となる患者も多くいます。もともとかかりつけの病院があれば、まずはそこへのお返しを試みますが、調整がうまくいかなければ、その患者にとってまったくゆかりのない病院に転院させることもあります。

院内の他病棟への転床や、かかりつけへの転院ならともかく、患者の情報を一切持っていない病院にいきなりお願いするのは、どうしても〝投げた〟印象を拭いきれませんでした。「入院になったら転院が前提」との条件付きでやってくるホットもありました。

この〝転院前提の受け入れ〟は、すっかりまかり通っているようでしたが、ベッドがないことがわかっているなら、最初から受けなきゃいいのに……と思ってしまいました。患者を受け入れるということは、せめて初期治療くらいまでは責任が伴うはずで、診察と検査をして診断つけただけって、医者のエゴに近いのではないでしょうか。「ERは救うだけの場所」とのフレーズだけでは、どうにも納得しきれない部分はありました。

最後にひとつ。救急部は、数ある診療科のなかでもとりわけ、大学病院と市中病院の差が浮き彫りになりやすい環境だったわけですが、二年間の研修を、市中で過ごすか大学で過ごすかで、有意な差が生じるのかどうかは、私にも正直わかりません。「市中で一年目から荒波にもまれてきた研修医の方が、最初の伸び率が大きいのは確かだが、二年間修了時点での最終的な実力は、どこで研修しようと、似たようなところに落ち着くものだ」……という説が、医者のあいだでは主流のようです。

現行の研修制度のなかで、研修医に許される関与には限界があって、その範疇でのスキルなど、遅かれ早かれプラトー（一時的な停滞状態）に達するのだと思います。三年目になれば結局、各科のエキスパートを志す一年生として、改めてスタートラインに立つわけで、そこまでの初期研修は、学生時代から引きつづいての、ある種のモラトリアムとも考えられるのです。

ただし、たかがモラトリアム、されどモラトリアムという面も、少なからずあります。このERで実感したところで言うと、外傷患者に対する外科的処置がそうでした。

極度に繊細な縫合を要しそうな顔の創などは、形成外科医に縫ってもらいますが、それ以外の創は、救急部の医師が縫合します。そういうときに、「自分縫えます」と言えるのは、想像以上に重宝がられました。

大量出血はきたしていないような軽症〜中等症程度の外傷なら、点滴で抗生剤入れつつ創を洗浄して、麻酔を打ってから縫合、後日患者が受診できそうな近医宛てに紹介状を書いて（約一週後の抜糸をお願いする）、痛み止めを処方し帰宅……と、やることは決まってきます。

縫合（ナート）できる研修医が一人いれば、そっちは勝手に進めてもらって、あとの人員を別のホット対応に回せるので、上の先生としても助かるのです。制約だらけのERにおいて、患者一人を最初から最後まで任せてもらえる貴重な機会でしたし（いちおう仕上がりの最終チェックは受けます）、ひとり孤独に、マイペースに縫う時間がわりと好きでした。

そして、研修医一年目でも二年目でも、その時期までに少なくとも必修外科はローテートしているはずなのに、一人で縫合を任されたことがなく、創を縫えない人が大半なのにも驚きました。あからさまに外科っぽい手技なので、内科・マイナー系志望にとっては、食わず嫌い的に苦手意識を持ちやすいジャンルなのかもしれません。

「縫うのがうまくなりたい」との単純明快すぎる理由で、救急部の直前までローテートしていた形成外科での経験（第8章参照）が、こんなにすぐに活かされるとは思いませんでした。即戦力として扱ってもらえる数少ないケースを、縫えないというだけの理由で、棒に振らずに済んでよかったと思います。

病棟や外来では特殊な「形成イズム」にさらされ、オペではストイックな美意識のもと、怒られながらも愚直に縫いつづけ、なかなかに苦労した二ヵ月間でしたが、そこで知らず知らずに身についたことは、救急外来のような場になると、それなりの武器として機能したのです。土壇場ローテートがこんな形で報われるのなら、スーパーローテートも捨てたもんじゃありません。

天国じゃなかったＩＣＵ

二月をＥＲに捧げ、つづいて三月から、第一ＩＣＵ月間に突入。当院のＩＣＵには、第一ＩＣＵ、第二ＩＣＵ、救命ＩＣＵの三種類があり、おおよそ第一＞救命＞第二の順で重症度が高く、第一ＩＣＵは最重症患者のみ、入室・滞在が許される場所でした。

二年目になってからまわった外科系では、せいぜい術後に第二ＩＣＵに一泊か二泊するくらいで、ＩＣＵ管理と言うほどの管理は伴わず。一年目のときにも、循環器内科ローテート中に、心不全急性期の患者を何日かＩＣＵで診たくらいで、私のＩＣＵ経験値は限りなくゼロに近いものでした。

三年目から専門に進むうえでも、ＩＣＵ管理は必須能力になってくるはずです。今回の救急部ローテートがなかったら、ＩＣＵと縁遠いままに二年間の研修を終えるところだったので、必修扱いの不可抗力とはいえ、良い勉強になりそうだと思っていました。

ＩＣＵはＥＲのせわしなさと違い、忙しいながらもなんとなく高尚なイメージで、極端に言えば、肉体労働のＥＲ、頭脳労働のＩＣＵといった印象を持っていました（このイメージは配属三日もしないうちに、もろくも崩れ去ることとなります……）。

ＩＣＵという場所には、あらゆる科の患者がいます。第一ＩＣＵも、その点では例外でなかったものの、担当科には明らかな偏りがありました。端的に言うと、第一ＩＣＵの患者≒脳外科（脳外）＋心臓外科（心外）・循環器内科（循内）持ちの患者たち。第一ＩＣＵに、これらの科以外の患者が入室になることはほぼなく、一般外科などから三名以上入っていれば、それは十分異例の事態でした。

「一泊や二泊で十分」とは言い切れない、密な管理を要する患者というのが、マンパワー豊富な第一ＩＣＵへの入室要件となるわけですが、その適応となる患者が、上記の三科に集中しているのです。

ＩＣＵ付きの救急部医師がメインで診るのは、第一ＩＣＵ一五床中常時二～三名いる、救急部持ちの患者（ＥＲから緊急入院するケースが多い）。それに加えて、他科持ちのＩＣＵ患者のうち、救急部が絡んだ方がよさそうな人を、主科と合同で管理していました。

しかし、第一ＩＣＵの常連科である脳外科・心臓外科・循環器内科のうち、心臓外科と循環器内科には、ＣＣＵ（心疾患集中治療室）たる医師ユニットが別個であるため、救急部はノータッチ。結果、主に脳外科からの依頼が残る形となり、くも膜下出血（脳動脈瘤破裂）

や脳出血での開頭術後の患者二人ほどを、常に救急部がいっしょに診ることになります。ＩＣＵに配属されているはずが、受け持ちに占める脳外患者の存在感が絶大で、脳外科的急性期管理にばかりもっぱら詳しくなるという、不思議な状態でした。

ＣＣＵという心強い部隊を擁する心外・循内はともかく、脳外にＩＣＵ専門要員はいません。ＩＣＵ患者の担当医になっている脳外科の先生には、主病棟も別にあって、そこにも受け持ち患者が大勢います。にもかかわらずＩＣＵにも、土日を含めた異常な頻度で出没。基本は中ベンと研修医の二人が連れ立って来ますが、ときにオーベンも加わったフルメンバーで登場し、みっちり回診して去っていきます。

また、毎朝八時二五分からＩＣＵカンファがあり、第一ＩＣＵ患者全員について、担当医のうち最低一人は出席して、プレゼンをする決まりになっています。このＩＣＵカンファにも、脳外や心外のドクターは、時間通りにオペ着でしっかり現れて、いかにも外科医らしい簡潔なプレゼンを言い残し、さっそうとオペに消えていきます。一度、珍しく整形外科（整外）の患者が第一ＩＣＵにいた時期があり、その期間じゅうずっと、担当医がカンファに時間通りに現れず、催促の電話が恒例になっていたのを思いだしました。

整外の医者がなっとらんとかいう話では決してないのですが、脳外や心外の先生には、Ｉ

CU患者への責任感や危機感が当たり前に刷り込まれているようで、自分も、その感覚を鈍らせない外科医でいたいと思わされました。そして、彼らが〝オーバーワーク〟と感じるだけのハードルはおそらく著しく高く、この二つの科は外科系のなかでも、群を抜いてガチだと実感しました。

二月にICUでスタートし、三月に入れ替わりでERに旅立っていった、同期研修医などから集めた情報によると、「第一ICUは天国だ」との意見が圧倒的でした。その主な理由としては、

①上記のごとく、全患者の約半数が心外・循内患者であり、そっちはCCU任せ。救急部が関与する五名前後についても、軒並み重篤患者であるがために、アセスメント・実働ともに、三~五年目の中堅医師たちの独壇場と化しており、どんなにささいな事項の決定権も、すべて彼らの手中にある。研修医の存在感たるや、大学病院のベース以上に小さく、上から命じられた単純業務の確実な遂行と、数名ぶんのカルテ書きがほぼ唯一の仕事。

②看護師さんがとにかく優秀で、よっぽどの事態でない限り、トラブルは即座に適切に対処されている。些末なコールが激減するので、PHSの充電がいまだかつてないほどに

もつ。
③ERと比べて、勤務時間の概念が順守されている。ERだと、引き継ぎ間際に来たホット対応で、日勤と夜勤が入り乱れ、朝／夜九時をまわっても帰れないことがまままあるが、ICUで三〇分以上の残業はありえない。
ほうぼうから聞かれる第一ICU絶賛の声を信じ、「三月に入ったら絶対に休憩できる！」と呪文のように唱えながら、ERでのホットフィーバーや魔の週末を耐えつづけました。

ところが、私のICUへの配属初日に、長らく第一ICUにいた三名全員が、状態安定につき主科病棟に転棟。そこから毎日コンスタントに、救急部持ちや、他科持ちで救急部濃密関与の新患が増えていき、三日間で四名のニューメンバーに総入れ替えされる形となりました。

これがかの有名な、〝引く〟というやつです。二年目あたりから、自分が当直・当番の日にかぎって、病棟や外来がバタつくなあとは思っていたのですが、このER・ICUローテで確信しました。決してやる気に満ちていないわりに、自分はいわゆる〝引く〟タイプなのだと。

ちなみに、第一ICUで引いたのは新規入室ばかりでなく、コードブルーもでした。しかもよりによって、私にとっては年度最後の勤務タームとなった、三月後半のICU夜勤八連勤のあいだに、二日連続で夜中のコードブルーを経験しました。

日中には、全病棟に各科の医師が相当数いるため、よっぽどの事態でないかぎりコードブルーは発令されず、本質的には夜間に集中する傾向にあります。静まり返った夜の病院に鳴り響くコードブルーは、ホンモノが多いうえに、対応できる人手（医師・看護師）は少なく、現場は高率で修羅場と化します。

私が夜勤帯で当たったコードブルーは、一例は循内のCPA、一例は脳外の頭蓋内出血性ショックで、前者は即CCU移送、後者は緊急止血術後に第一ICU入室となりました。

拍子抜けなほどの軽症もたまに混じっているホットと違って、いずれも一刻の猶予もない重篤患者のため、その場にいるスタッフ全員がピリピリといきり立っており、辺り一面アドレナリン全開。いつもの賑やかし感覚でつっ立っていると、確実に突き飛ばされます。

そして、コードブルー対応に特筆すべきは、なんと言っても集合時の全力疾走。「コードブルー、コードブルー。入院棟A、七階」などという、警備のおじさんのアナウンスを聞くやいなや、脱兎のごとく現場に駆けつけなければなりません。スルーという選択肢は、万が一上級医に知られた場合、救急部での社会的抹殺を意味しかねません。それくらいに、最強に優先度の高い任務なのです。

もう一つ、コードブルーにあたって特徴的なのが、救急バッグの存在です。救急バッグとは、バックパッカーかってくらい巨大なリュックに、ＣＰＲ（心肺蘇生）用の薬剤やら点滴ライン、挿管セットなどが、ものすごい密度で詰め込まれているシロモノで、一階のＥＲと四階のＩＣＵに一つずつ常備されています。

実質どちらかのバッグが現場に到着すればよいのですが、より早く届けられた方を使えるように、原則一階のバッグをＥＲの研修医、四階のバッグをＩＣＵの研修医が運ぶことになっていました。

この救急バッグの重みが、本当にえげつないのです。見た目だけでも十分仰々しいのですが、実際しょってみると、その想定をゆうに上回る重さ。現場に向かう際には、エレベーターを待っている時間がもったいないので（おそらく、普通にエレベーターを使った方が早く着けるシチュエーションも、きっとそこそこあるのでしょうが、空気的にまず乗れない）、階段で駆けつけることが多く、ただでさえ夜勤で体力を消耗しているところに、推定一〇kg超のバッグの重みがのしかかると、ぶっちゃけめちゃめちゃキツイ。

上りは重みで背後に引っ張られて両肩がもげるかと思うし、下りはバッグともども転がり落ちそうになるし、あれは普段の運動不足がどうのとかいう次元ではありませんでした。私も、夜勤帯で連チャンの〝ホンモノコードブルー〟を引き、四階から一〇階までバッグをしょわされた日には、マジで卒倒するかと思いました。

あえて「夜勤帯での」入室祭り（とりわけ脳外の先生には顔まで覚えられ、いつの間にか専属扱いされていた）に加えて、決着に三時間以上要する本気のコードブルーと、最後の夜勤タームまで、みっちり引きの良さを発揮。本当に、もうお腹いっぱい……！　の心持ちではありましたが、それも終わってしまえば、思い出に美化されるのだから不思議です。

これまでも他科ローテート中に、コードブルーによる救急部大集合シーンを、何度か見かけたことはありました。大学病院の広いフィールドに散り散りになっている救急部ドクターたちが、アナウンスされた一つのスポットめがけて、ものすごい早さで結集してくるさまは、けっこう壮観です。そして、下っ端ながらも、自分もそこに一員として加われたことに、多少の感慨はありました。

他科の医師の視点からすると、自分が要請したコードブルーに反応して集まってきた救急部のドクターたちが、てきぱきと処置を施していく光景は、神々しいまでに頼もしく見えるものです。

私は六月にローテートした女性外科で、当直中に産褥婦の出血性ショックに遭遇し（第３章参照）、コードブルーがかかったのですが、長く一人きりにされれば完全にテンパるであろうこの状況で、途方に暮れるひまもなく続々と来てくれ、迅速にショック対応・初療室搬送してくれたときの絶大な安心感は、今でもよく覚えています。

コードブルーという、いかにも救急っぽさあふれる、一見華々しい一連の流れのなかに、たとえ自己陶酔めいたものが幾分か含まれていようとも、「誰よりも先に着いて救ってやる、自分がこの場を仕切ってやる」的な使命感は、他科のドクターにはなかなか持ちがたいものだと思います。

神聖すぎて出番激減!?

そんなわけで、二月には静寂をきわめていた第一ＩＣＵは、私がやって来たとたんに騒がしくなりはじめ、救急部絡みの患者たちの回転率も、確実に上がりました。

はじめの三日間でのメンバー総入れ替えが済んでからも、毎日誰かが一般病棟へ旅立ち、誰かがオペ室なりＥＲなりから移送されてくる、やけに慌ただしいベッド循環。第三外科

（胃食道外科）から来た、胃癌切除術後の出血性ショックの患者や、懐かしき古巣（？）・第一外科と併診することになった、大腸穿孔《せんこう》緊急オペ後の患者など、気味が悪いほど順調に、第一ＩＣＵチルドレンは増殖していきました。

かねてから耳にしていた「ＩＣＵ天国説」はおおいに覆され、不慣れなＩＣＵルールにまごつきながらも、研修医としての立ち位置を把握し、それを全うするよう努めました。

ＩＣＵへの入室があると、当日は手技のオンパレード。挿管に始まり（ＥＲなりオペ室なりで挿管済みのことも）、Ａ（橈骨《とうこつ》動脈）ライン確保にＣＶ（中心静脈ライン）挿入、バスカテ（鼠径《そけい》から入れるＣＶ的なカテーテルで、ＣＨＤＦ〈持続緩徐式血液濾過《ろか》透析〉を回す際、このカテーテルを介して脱血・送血を行う）挿入など、他病棟ではお目にかかれないような、あるいは一ヵ月いても一～二件しか経験できないような手技が、日常茶飯事に降ってきます。

外科系志望の研修医にとって、手技の機会が豊富なのは大歓迎。率先して経験値を積みたいのはやまやまだったのですが、ＩＣＵならではの神聖さに、あっさりと阻まれました。研修医に手技をやらせるにあたってのハードルが異常に高く、ＣＶやバスカテは原則三年目以上の医師にしか、刺す権限がありませんでした。

手技のなかで、比較的華々しい部類に入る刺しもの系は、ことごとく研修医の出番なし。

ＣＶに関しては、救急部全体で定期的に講習が開催されていて、それを受講して最終試験にパスした研修医のみ、穿刺を許されるとのことでした。

三年目の先生によるＣＶ挿入のとき、最初のエコーでの位置確認から、最後の結紮固定に至るまで、相当数の救急部医師たちが、まわりを取り囲んでやんややんや言っていたのを見ると、研修医がしゃしゃり出てＣＶなんて入れようものなら一大事で、日勤上級医が大集合しかねない雰囲気でした。

第一外科時代には、点滴が一週間以上になりそうだったら、ＣＶでのＴＰＮ（高カロリー輸液）管理に迷わず切り替える文化が浸透していました。〝末梢ルートのちょっとだけ大規模バージョン〟くらいのノリで、刺すのはもちろん研修医。中ベンが電子カルテをカタカタやっている横で、介助なしで一人マイペースに進め、たまに中ベンが「入ったー？」とか聞いてくる、そのラフな感じがわりと好きでした。

これまで程よい見守り下でガンガンやらされてきた手技を、今さら試験を受けてまで、大げさなほど衆人環視の状況でやるのはいまいち気が乗らず、結局試験は受けずじまいでした。

一般病棟で入れるＣＶと唯一違う点といったら、ＩＣＵ患者は感染のリスクが高いため、普段よりさらに厳密な清潔操作を要するところくらいでしょうか。あとはまあ、終始集中力を妨げてくるダメ出しにさらされながらの手技というのも、ある意味メンタル的に鍛えられるのかもしれません。

病態評価と方針決定は、完全に上の役割。手を動かそうにも、高い手技ハードルが立ちはだかり、良くて介助止まり、大半は遠巻きに見てるだけ。たとえ賑やかしでしかなくても、「その場にいなきゃいけない」空気はER以上に強く、ホット対応に匹敵する全員野球でした。ドクターとナースがわさわさしているところに加わってみても、大事なライン類には気軽に触れられないし、手袋をしてみたところで、できそうな雑務はみつからず、「とりあえずいる下っ端」感が満載でした。

ERだと、救急病棟や救命ICUに入院させた時点で、確実に一段落するからがんばれる部分はあったのですが、ICUの場合は、四六時中目を離せない患者だからこそ、ICUなわけです。いつの間にか上がベッドサイドに全員集合して、いつの間にかもろもろ（輸液内容・呼吸器設定・投薬など）変更されているのはしょっちゅうで、聞き覚えのない薬が、気がついたときには始まって終わっていたことすらありました。

上のベッドサイド集合は頻繁かつランダムで、患者に関する動きをストイックに追いかけて綿密に把握するには、スタッフステーションに張り込んで、すべてのベッドサイドに目を光らせていない限り不可能でした。そんなの絶対に無理なので早々にあきらめましたが、安心して休憩できるタイミングは、最悪ホットさえ感知すれば干されはしないＥＲ時代に比べると、確実に見つけづらくなりました。

物理的理由だけでなく情緒的にも、ＩＣＵに常駐して、ひたすら上の動向をうかがって過ごすのは、ばかばかしく思えました。なぜなら、空気を読んで病棟にだらだら居座り、けなげに上同士のディスカッションに加わってみたところで、実際に頭と体を使っているのは上級医である事実は揺るぎなくて、「研修医もチームの一員」との認識は、双方ともに持ちにくいのが当然だったからです。

これが外科だと、研修医に与えられる役目は、単純な雑用ばかりではあるけれど、研修医がいなかったら、決して病棟業務は回りません。そのことを、中ベンもオーベンも、そして研修医自身もわかっているから、チームとして結束して動くことができるのです。そこが、絶対的に違うんだと思います。

忙しいはずのＩＣＵで、日々疎外感ばかりが大きくなるというのも、皮肉な状況でした。二月のＥＲでは、研修医の裁量が小さすぎて不自由だと、内心イライラしていた私ですが、ＩＣＵは裁量うんぬんの次元を超えていました。ＥＲとＩＣＵの両方でやってみると、まだ

ＥＲのほうが、少なくとも研修医の立場で身を置くぶんには勉強になるなあというのが、少々しょっぱい総括でした。

コラム

研修医寮あるある

私自身は、一年目は四月から半年間、二年目は六月から二月までの九ヵ月間を、研修医寮で生活しました。

一年目にいた病院の研修医寮は、本編でも少し触れたように、正直あまり好きになれず、都心で月五千円と格安だったにもかかわらず、半年で限界を感じ、家賃一〇万円の新築マンションに引っ越しました。トイレとお風呂と洗濯機が男女別の共用という、いまどき珍しいほど古代な設備、仕事が終わって帰宅してからも、同期と二年目の先輩に囲まれ、薄い壁越しにその生活感がビンビン伝わってくる息苦しさが、家賃が二〇倍になっても出たいと思った主な理由でした。

二年目で東大病院に戻ってきてからも、そのマンションから果敢に自転車通勤していたのですが、五月に入り、研修医寮に空きが出たとの連絡が来ました。一年目の前半に、息の詰まる半年間を過ごした寮のイメージが刷り込まれていたため、一瞬戸惑いはしたものの、文京区の坂の多さに嫌気がさしてきていたのもあり（行きが上り坂続きで、病院に到着すると必ずゼエゼエしていた）、再び寮への入居を決意。

いざ住んでみると壁も薄くないし、お風呂とトイレ・洗濯機置き場も、もちろん各室内にあり、前の病院とは比較にならない快適さでした。白衣にスクラブ（半袖上衣と長ズボンで1セットになった、医療用ユニフォーム。青や紺がメジャーだが各色あり）、足元クロックスでも余裕で出勤できるし、たとえ雨が降っていても、走れば三〇秒足らずで病院なので、天気予報を気にする必要もありませんでした。

東大病院の場合、研修医が二学年合わせて二五〇名の大所帯。一年目のみ、あるいは二年目のみ東大の人を考慮すると、常時二〇〇名弱が在籍していることになります。寮は全部で五棟あり、毎年抽選で入居者を決めていました。

家賃は月三万円で、抽選に漏れた場合、近辺でマンションなりを借りるはめになります。東大の周辺は、場所柄なかなか家賃が高く、ワンルームでも一二〜一三万円はざら。薄給の研修医にとって、この一〇万円の差は大きく、前年度終わりに実施される抽選で、寮への入居権を勝ち取れるかどうかは、来たる一年間の経済状況すら左右しかねない問題でした。それだけ、寮のコストパフォーマンスは良かったと思います。

ひとつ難点を挙げるとするなら、二年目研修医は、実際の研修が終了する三月よりも一ヵ月早く、二月中に退去しなければならない点（三月中に、業者による清掃を順次行うためだそう）。四月からも東大病院で勤務する人はよいのですが、三年目から外病院に出る人は（科にもよるがわりと多数派）、三月の一ヵ月間だけ住む場所をどうするのか、みんな難渋していました。

　同期の多くは、次の病院の近辺で家を探して三月から契約してしまい、一ヵ月はがまんしてそこから通勤するという、現実的な妥協策をとったようです。私は六月までは東大在籍で、七月から外病院だったため、寮に住めない東大勤務期間が四ヵ月あり、泣く泣く国分寺の実家から、高校生以来七年ぶりに電車通勤しました。もしこの空白期間が一ヵ月だったとしたら、「病院に住む」という勇敢な選択肢もありえたかもしれません。

　ちなみに、五棟の寮のうち一棟だけ、看護師さんと女性研修医の共同棟があり、私が住んでいたのはこの女子寮でした。看護師さんのオンの顔（メイクばっちりで夜遊びにくりだすとき）とオフの顔（すっぴんジャージで、共同玄関に宅配便の受け取りに現れるとき）が見られて、個人的にはおもしろかったです。研修医よりよっぽどバイタリティーあふれる彼女たちは、深夜だろうと早朝だろうと、ヒールをカーンカーン響かせながら廊下を闊歩していくため（出勤か帰宅かは不明）、そこだけはときどき安眠妨害でした。

第5章

地域医療

初の開業医研修

二年目の研修医の必修科目として、産婦人科・小児科・精神科の三ヵ月に加えて、一ヵ月間の地域医療研修というのがありました。

この期間に所属する場所の選択肢としては、①都内の個人クリニック、②精神科デイケア（精神科患者が社会復帰や復学に向けて日中に通う施設）、③地方の中小病院の三つがあり、相変わらず東京志向の強い私は、迷わず①をチョイス。研修センター側の割りふりにより、都内の漢方のクリニックに行くことに決まりました。

「漢方かぁ……正直あんまり興味ないけど、とりあえず自宅から通いやすいところに決まってよかった」。さらに、事前にクリニックのホームページを見てみると、水曜日休診の記載。夢の週休三日、ラッキー！（実際には土曜午前があったので、週休二日半でしたが）

東洋医学など聞きかじったこともない私でしたが、この年の四月の精神科に引きつづいて、癒しの一ヵ月がもたらされるであろうことに、一点の疑いもありませんでした。まあ、軽くナメてかかっていたわけです。

初日の集合時間は朝八時半……意外と普通に早い。クリニックの入口を入ると、すでにスタンバイしている受付の女性に出迎えられ、奥から院長先生が出てきました。指定されたロッカーに荷物を押し込み、白衣に着替えたところで、同時期にまわることになっているもう一人の研修医を待つあいだ、お二方へのあいさつと雑談。

このクリニックのスタッフとしては、受付の女性が二人と院長の、全部で三人ぽっち。院長以外のドクターはおらず、一人で切り盛りしていました。受付の女性が、（患者さんから）院長の嫁or娘と間違えられたり、受付の女性同士が姉妹or双子（！）と間違えられたり……というのがしょっちゅうあるらしく、家族経営のイメージを持たれてしかるべき、最大級アットホーム。

院長「先生は、漢方とか東洋医学を学ばれたことは？」

私　「いえ……ないです」

院長「ここは、希望を出してきたんだよね？」

私　「はい……そうですね」

院長「……」

私「……」

私「あの、家から近かったもので……」

院長「はあ、なるほど」

この少ないやりとりから、私が決して医療まっしぐらではないことは、過不足なく伝わったはずです。ほどなくして、もう一人の研修医が到着し、超〝地域密着型〟クリニックでの初日が始まりました。

……といっても、朝八時半の診療開始から夕方一八時の終了まで、完全なる見学。学生時代、長期休み期間中の病院実習などで、外来を見学した経験はありますが、それに匹敵するか上回るくらいの手持ちぶさた感と、流れる時間の遅さでした。

一二時半〜一四時はお昼休みなので、実働時間としては、午前と午後四時間ずつの計八時間ですが、これだけ長時間ピュアに座りっぱなしというのは、国家試験のとき以来だったと思います。診察室のドアを開けると、真っ先に目の前に現れる、妙に気だるげな研修医二人の姿は、風神・雷神のごとし。

先生から、これまでに来た研修医たちの話を聞いていると、診療見学中に爆睡した人は枚挙にいとまがなく、なかには患者さんに「寝てちゃだめだろ」と怒られたという、情けない例もあったそうです。

客観的には、「失礼極まりないやつもいたもんだ」と思えてしまうエピソードなのですが、実際に上述のような状況に久々に身を置いてみると、必然的に襲い来る睡魔の波と闘いつづけることになり、「初日から寝るのはさすがにシャレにならん」と自らを奮い立たせて、なんとか持ちこたえました。「先月に引きつづき癒しの一ヵ月！」なんてたかをくくっていたのに、とんだ計算違いだったわけです。

大して診療行為に参加することもないまま、八時間みっちり診察室にこもり、主に精神的にへとへとになって、やっと解放されたと思った一八時、密度の薄い拘束はまだまだ終わりませんでした。月・火・金と週に三回、クリニックでの診療終了後に訪問診療（俗にいう往診）があり、自主通院が困難な高齢者のお宅などを、一日あたり三～五軒ほど伺ってまわるのです。

一週間から二週間に一回のペースで往診を行っている患者が多く、先生自身がカギを管理しているお宅もありました。やることといえば、「調子はいかがですか」に始まり、血圧・酸素飽和度の測定、聴診、常用薬の処方ぐらいのもので、「お変わりありませんね」でしめて、滞在時間一五分程度。移動手段は、クリニック近辺であれば徒歩、少し遠いお宅だとタクシーを使います。

初日は往診五軒で、一八時半ごろクリニックを出て、終わったのが二〇時でした。さすがにどっと疲れて、研修医になってから一年ちょっとのあいだに、これほど長い一日があっただろうかと感じたほどでした。

二〇時に仕事が終わらなかった日なら、これまでにもあります。拘束時間の長さという要因ももちろんあるでしょうが、それよりは、「就業時間の長さに見合わない参加度の低さ」、「一日を通して、一人になれる時間がほぼ皆無であること」の方が応えました。

当クリニックにいる一ヵ月間は、往診がある月・火・金曜に関しては、「終わりが遅くなってしまって申し訳ない」との先生の個人的なお心遣いにより、夜ごはんをごちそうになりました。薄給の研修医にとって、この上なくありがたい待遇ではあったのですが、それは同時に、やっと一日乗り切った後の貴重な自由時間も、〝すぐには一人になれない〟ということでもありました。

組織や集団から、一時的にでも自分を切り離す手段が断たれると、追い詰められる。一人になってリセットできる時間が、ある程度確保されないと潰れる……。これまでに嫌というほど思い知ってきた、自分の性《さが》です。すごく気の合う友達と旅行に行ったときでさえ、一泊ならよくても、二泊以上になると俄然、息の詰まる瞬間が増えている自分に気がつくのです。ましてこの一ヵ月間、自分の周りを取り囲むのは、かたや二回り以上年齢の離れたおじさんドクター、かたやこれまで一度も絡んだことのない同期の研修医（♂）。

これは危ないと思いました。残された研修中に鬼門となるのは、てっきり七月からの外科とばかり思っていたけど、案外自分にとってのハードルはここかもしれない……と。五月に出勤する平日の日数を、さっそく指折り数えてしまっている自分に、大きな不安を覚えました。

手持ちぶさたはつづくよ

初日の時点で、先生の外来を呆然と見つめつづける八時間に疲れ果て、耐えがたい虚無感にさいなまれた私は、どうにかして残り一八日（数えた）、やり過ごす術を編みださなければ……と思いました。

まずは、なんの後ろめたさもなくできる、「漢方関連のテキストを読みふける」方法。私たち研修医は、初日にはそれすらも読まず、本当に純粋なる〝外来見学〟をしていたのですが、「それではもたない」と、二人ともが初日で思い知ったのでしょう。二日目には、背後の本棚から、おもむろに本をチョイスして読みはじめました。

しかし、これにも決定的な限界がありました。それは、「もともと漢方に興味があって、ここに来ているわけではない」という事実。相方もどうやら同じクチ（都内かつ自宅から通いやすいところを選んだだけ）だったようで、クリニックの本棚（中身は漢方書籍のみ）から本を選ぶ方法も、早くも二日目で行き詰まりました。

明くる三日目には、まったく申し合わせていなかったにもかかわらず、各々がしっかり私物の本を持参していました。自分が興味のある分野の本なら、一時間はわりとあっという間です。ただ、読書一時間→漫然見学一時間……をくり返すサイクルも、それはそれでしんどい。一日四時間参考書読むって、まだも国試以来です。

行き詰まった我々が、三日目から取り入れはじめた第三の選択肢は、ある意味パンドラの箱でした。それは、「自らの覚醒度を程よく落とす」というもの。

初日に、信じられないくらい心身を消耗したのは、神経を研ぎ澄ませ、ギンギンに覚醒した状態で、八時間を過ごそうとしたからです。一ブロック四時間のうちであれば二〜三回は、〝ぼーっと〟した覚醒レベルに自らを意図的に落とし込みつつ、楽しいことを妄想したりするのは、最終的に行き着いた、最大の自己防御だったのです。

何日経っても、先生がせっせと診療をこなすのを、遠巻きに見ているだけ。患者三～四人に一人くらいの頻度で採血をさせてもらう以外には、仕事はほとんど振ってこない。時間を有効に使えるアイテムも、周りには何もない。この状況に置かれた研修医たちはみな、一日一日を、どうにかして乗り切っていかなくてはならないことを思い知ります。自分のメンタルは健常に保ちつつ、できれば、有意義な要素がほんの少しでも増えるように……。

そして行き着くのが、本来の外来見学に、自分自身の興味のある分野（医療でもそれ以外でも）の勉強と、ぼーっとして無になる瞑想（惰眠）時間とを加え、それらを適切な間隔でローテーションすること。

最初の三日間で、長時間の座りすぎでお尻が痛くなりながらも、体当たりで上記手法を体得。途方もない拘束時間に果敢に立ち向かってはいたのですが、それでもやはり、全部やり尽くしても、午前の解放時間まであと二時間半、そして午後には、また新たな四時間が待っている……！　といった状況はよく発生しました。腕時計を見る頻度も、朝の元気なうちは一時間に一回くらいで、「順調、順調」なんて思っていたものが、次第に三〇分に一回になり、一五分に一回になり、しまいには、「げっ、まだ五分しか経ってない……」と絶望感に打ちひしがれること、しばしばでした。

地域密着型ドクターの実力

診療見学中の時間の使い方に苦悩し、若干不謹慎な結論を導きだしている私たちと違い、先生のバイタリティーには驚愕するものがありました。

ひっきりなしにやって来る外来患者をさばくのに加え、少しでも切れ目ができれば、パワポを提示しながら、私たちに漢方の基礎講義（ただ、一ヵ月の中盤にはパワポのファイルを出し尽くしてしまったようで、苦し紛れの雑談になっていきましたが）。夕方には、製薬会社の訪問（多くは新薬のプロモーション目的）も数件受けます。あれだけしゃべりつづけていて、よく声帯ポリープができないものだと思います。

そして、診療が終わってからの往診でも、御年五二歳とはとても思えない、先生の体力が大活躍。足首に装着したトレーニング用の重り（筋力維持のために日中から着けている）をものともせず、血圧計や酸素飽和度測定器、分厚いカルテの入ったバックパッカー並みのリュックを背負って、私たちの前をずんずん歩いていきます。

まあ平たく言えばストイックなのでしょうが、午前の診療がやや長引いてやっと終わったというとき、「先生たち、ごはん行ってきていいですよ」と言う表情に生気がなく、そのうち体を壊すんじゃないか……と、心配になったことが何度かありました。

ただ、平日の休診日である水曜は、「よっぽどのことがないかぎりクリニックには出ない」と決めているらしく、また終診時間が近くなると、クリニックに娘さんから私用電話がかかってくることがあったりと、医者以外の顔が見られる瞬間には、こちらも少しホッとしたものでした。こういう経験も、この地域医療研修ならではなのかもしれません。

先生の奇特な点は、年齢不相応なバイタリティーだけではありませんでした。ソフト面でも、「町のお医者さんって、実はすごいんだな」と思うことが多々あり、このクリニックには、前述のように医者が先生一人しかいないがために、その感嘆もひとしおでした。

お互いに大して多くもない仕事を押しつけあって、やって当然の仕事も、一世一代の手柄のような勢いでアピール……みたいな医者が、大学病院にははびこっています。私自身、そういう先生たちは反面教師にしないとなあ……と思っているわけですが、このクリニックの先生は真逆でした。

自分のノルマに関しては効率的で、動きもえらく俊敏。一方で、患者に対しては、穏やかな表情を決して崩さない。受容的でやさしい言葉のすべてが、本心から出たものではないのでしょうが、そう思わせない演技力はプロの域でした。

業務が立て込んでいると、患者からの数々の訴えを適当にいなして、ある程度のところで診察を切り上げるスキルも必須なのですが、大学病院で見た外来のような、あからさまなぶつ切りの印象はなく、絶妙に取りなしていました（もっとも患者側にも、「大学病院は忙しく、ぶつ切りされてもしかたないところ」との認識があるので、それはそれで回っているのでしょうが）。

あとは、これも地域密着型ドクターに特有の実力でしょうが、かかりつけの患者については全員を完璧に把握していて、なおかつ、それぞれとツーカーの関係を築いている点にも驚きました。

その患者はどういう目的で今日受診したのか（ただ単に薬が切れただけなのか、それとも新たに調子の悪さが出てきたのか）、前回受診したときにあった症状はどう変化したかなど、先生は患者が診察室に入ってきた段階で、あるいは入ってくる前から、言葉では表さないけれども、だいたい当たりはついているようで、そしてその予想が見当違いということは、まずありませんでした。

患者にも、もう何年も付き合いのある先生だから、何から何まで細かく伝えずとも、わかってもらえている安心感がにじみ出ていました。診察でのシンプルなやりとりは、そういった非言語的なコミュニケーションでの不足を補う、確認作業的な意味合いが強いように思えました。

先生が患者について把握しているのは、病態や体質だけではありませんでした。家族構成や居住地といった情報も記憶しているから、雑談も自然で、上記の医療的な主情報のやりとりと、ごく自然に行ったり来たりができるのです。場合によっては、過去のカルテ記載から記憶を呼び覚ましているのでしょうが、カルテには書きようのないディテールも、頭に入っているようでした。

たとえば、診察室に患者が入ってくる前、通常は医師と向かい合う位置に一脚しか用意されていないイスを、先生が機敏な動きで、二脚に増やすことがたまにありました。次に来る患者が、いつも家族と一緒に受診することをあらかじめわかっていて（高齢の患者で、配偶者や子供と……のパターンが多い）、家族用のイスを用意するのです。また、別の患者を往診している際、「このおばあちゃんは血圧が低くて、機械がエラーになってなかなか測れないから、最初からきつめに巻いてくださいね」と言われたこともありました。

長年にわたり蓄積されてきた経験があるから、こういった繊細な心遣いが可能になるわけで、患者にも、それがさりげなく浸透していくのだと思います。診察室でなんとか睡魔を飼い慣らしているときや、一日のとどめの往診中……ふと温かい信頼関係に触れる瞬間があり、こういう素朴な関係性を築いて維持していくのって、大学病院だとなかなか難しいんだろうなあと感じました。

と同時に、「もろもろ含めて、自分にはむり！」とも、強く強く思わずにはいられませんでした。私には継ぐべきクリニックもないし、開業ドリームなんてもともとこれっぽっちも持っていませんでしたが、まったく揺さぶられることもなく、客観的にはその結論が色濃くなったのみでした。

子どもたちに癒される

完全なる余談ですが、このクリニックは漢方専門と銘打ってはいるものの、〝地元のお医者さん〟的要素も強く、風邪や予防接種などでお母さんと一緒に受診する子どもも、一日に二～三人来ていました。

常用薬の補充や、ちょっとした体調の崩れで受診する高齢者が多いなか、たまにやって来る子どもたちの自由さや無邪気さは、診療中に必要最低限の覚醒度を保つうえでも、かっこうの素材でした。

自分の目覚ましとしての意味合いだけでなく、やけに神妙な面持ちで、先生におとなしく診察されている子どもを遠巻きに眺めているだけで、ただでさえ荒みっぱなしの精神状態が確実に癒されていたり、帰り際にこちらを振り返ってバイバイしてくれるのが地味にうれしかったりと、心理面での救いが多々あることがわかり、子どもが来ると、思わず普段より注意を傾けてしまっていました。

「子どもなんて面倒で手がかかるだけ」と、これまで非情な偏見に支配されていましたが、もしかしたら意外と、子どもが好きなのかもしれません。まあでも……まず間違いなく、「たまに来る」からいいんでしょうが。

予防接種しにきた子なんて、診察室に入った段階から、前回のトラウマをばっちり想起してしまったようで（同種の二回目接種だった）、「ちゅうしゃやだ」と周囲の大人たち全員に涙目で訴えるも、もちろんスルーされ、先生に袖をまくられると同時に大号泣。三人がかりで腕を押さえつけて、なんとか接種を完了しました。

泣き声はむろん待合室にまで響き渡り、みんな「あらあら元気ねえ」なんてほほえましそうだったけど、あんなふうにあらゆるきっかけでランダムに号泣する生き物と、四六時中ずーっと一緒にいなきゃいけないって想像するだけで、末恐ろしくなります。

ましてや自分は、「一人になれる時間が確保されないと、精神的に疲れちゃう」なんて言っているうちは、子育てなど絶対に無理だと思います。子どもが好きではないと豪語するわりに、案外子ども側からなつかれるのは、まだまだ精神年齢が低いからなのかもしれません……。

第6章

耳鼻咽喉科

鬼門の三ヵ月はじまる

研修医二年目を迎えるにあたって、東大病院に戻ってくることになったとき、研修担当のお偉い先生から言われたのが、「外科三ヵ月は必修だからとってね！」との採用条件でした。

本来は一年目で履修を終えているはずなのですが、もろもろ一身上の都合により（このフレーズはとっても便利）、外科ローテすることなく一年目を終えてしまい、二年目で〝必修枠〟として、まわらざるをえなくなったのです。

三ヵ月の内訳として、外科二種を一ヵ月半ずつまわるのが定番コースで、うち一つはマイナー外科（眼科・整形外科・耳鼻咽喉科）から選択してもよいとのことでした。学生時代からその多忙さを伝え聞いていた、眼科・整形外科は迷わずパスし、教授が研修担当を務めていらっしゃる心強さも手伝って、前半の一ヵ月半は耳鼻咽喉科を選択しました。

一年目で外科をまわれなかったのは、やむを得ない事情だったものの、二年目の夏の時点で糸結びもできないって、研修医としてはかなり貴重な存在です。糸結びどころか、器具の識別と使い方すら怪しく、やったことがあるのは、ラパロ（腹腔鏡）のカメラ持ちくらい。

そんな私が、外科専属の三ヵ月でおおいに心身を削られ、日に日にやつれていくであろうことは容易に想像がつき、「冬に外科だときっと生きる気力を失うから、日の長い時期にまわりたい」と研修センターに大まじめに訴え、七～九月のローテートにしてもらったのでした。

耳鼻咽喉科前半戦……外来のぬるま湯につかる

このように、うっすら悲壮感すら漂う覚悟を胸に、突入した外科月間でしたが、その入りは、想像以上にゆるやかなものとなりました。

なんでも耳鼻咽喉科には、外科の必修枠でまわってくる一年目の研修医と、（必修外科の消化は一年目で終えたうえで）選択枠としてまわってくる二年目の研修医がおり、双方に異なるカリキュラムが組まれていました。

東大病院の耳鼻咽喉科は、腫瘍チーム・耳チーム・気食（気管・食道）チーム・外来チームなどに分かれており、チーム単位で外来診療や手術を行っています。必修外科ローテの一年目の場合、がっつり外科手術の経験を……ということで、よほどのことがない限り、自動的に腫瘍チームへの配属になります。名前の通り、週二のオペ日に咽喉頭領域の腫瘍の手術を行う、耳鼻科のなかではもっとも〝外科っぽい〟チームです。

そして、二年目の場合には、まず外来チームに配属させることがなんとなく決まっているらしく、「二年目だけど耳鼻科は必修外科としてまわっている」という微妙な背景の私も、建前上のキャリアに助けられ、外来チームへの配属をゲットしました。

この外来チームはというと、これまた名前の通り、ひたすら外来業務をこなします。午前は初診・再診外来が中心で、耳鼻科的な訴えを持って来院した患者を診察・評価して、各チームの担当する専門外来に振り分けます。午後には、その専門外来が曜日替わりで行われていました。

よって、外来チーム付きの研修医の仕事はというと、午前・午後ともに、粛々と外来見学。午後は複数の専門外来が並行して行われているので、興味のあるものをピックアップしたり、いくつか渡り歩いたりして、見学させてもらいました。

また、いちおう外来チームにも週一回オペ日があり、どのチームにも属さない疾患（多いのは、鼻中隔彎曲症《びちゅうかくわんきょくしょう》や副鼻腔炎、扁桃炎など）に対する手術を、一日に四〜六件ほど行っていました。なので、研修医もこのオペ日には、二～三件の手術に入ったり入らなかったりして過ごします。

という次第で、耳鼻咽喉科前半の三週間は、外来チームにて、一週間五日のうち四日……すなわち八割方は、外来に浸かることになったのでした。メイン生息地の外来では、見学こそがれっきとした仕事。そして、場所が週一回オペ室に移ったところで、自ら手を動かすことはほぼ間違いないわけで、まるで学生時代に戻ったかのような、ゆとり感とお客様感が満載の身分でした。

無意味に立ち尽くすしかなかった、耳鼻科オペ

外来チームにも、週一回オペ日があることは前述しました。そして、この週一のオペ日には、五～六件のオペが詰め込まれているがために、スケジュールは毎週キツキツでした。

チームは週ごとに二手に分かれ、各々が二～三件の手術を担当するよう、配分されていました。しかし、外来チームが主に担当する、慢性副鼻腔炎や鼻中隔彎曲症の手術は決して短くはなく、三・五時間―三時間―二時間のような、えらく強気なタテ三件（一例目の手術が

終わってから二例目……と、三件の手術を直列で行うこと）が組まれることなどもよくありました。

上記のタテ三件の場合、予定手術時間自体の合計は八・五時間で、朝一番入室であれば夕方には終わりそうなものですが、手術の前には入室と麻酔導入、後には麻酔覚醒と帰室という、忘れてはならない所要時間があります。手術一件につき、一〜一・五時間は多く見積もらねばならず、それが三件となると、見かけ上は八・五時間であっても、なんだかんだで一二時間以上はかかります。そんなわけで、外来チームのオペ日はしばしばドロ沼化するのです。

そんな耳鼻咽喉科手術での、初期研修医の立ち位置はというと、ほぼ一〇〇％外回り（術野には入らない）。手洗いをして入らされたところで、役割的には、実質外回り。というか、清潔になってしまって自由な身動きが制限される点で、気分的には外回り以下かもしれません。

というのも、耳鼻科のオペは、まず術野が狭い。たとえば、副鼻腔炎に対して行われる鼻内内視鏡手術の場合、鼻の穴からファイバースコープを入れて、その映像を見ながら、やはり鼻の穴から入れた器具を用いて手術を行います。カメラや器具は一人の執刀医によってですべて操作され、第一助手ですら、仕事はカメラのくもりをたまにガーゼでぬぐうくらい、大半の時間はひまそうにしています。

これに代表されるように、「術者＝メインの執刀医」であるケースがとても多く、ここに第二助手なんかで放り込まれたところで、助手としての仕事があるはずもなく、結局は画面に映しだされる映像を、立って見るか座って見るかの違いのみです。それなら最初から外回りとして、ゆっくり座って見るほうが、まだいいに決まっています。

手術時間が基本的に長い。与えられる役割が、外回りかそれ以下で、やることといえば延々映像鑑賞……。この二重苦にさらに上乗せされるのが、耳鼻科手術そのものの難しさです。

私のような初心者だと、今やっている作業が何をどうしているのか、術者が今つかんでいるものはなんなのか、一瞬でわからなくなります。カメラの映像では、かなり微小な部位を拡大して映しているので、方向のオリエンテーションをつけるのですら、私にとっては容易ではありません。

耳鼻咽喉科の基礎的知識に関して、学生レベルの素養すら、備わっているものか怪しい私ですが、それでいてとっくに学生ではないため、進行状況を親切かつ丁寧に教えてくれるような慈悲深い施しは、まず受けられません。そして、上の先生方は執刀医（三年目の後期研修医か中堅どころが務める）の指導の方に熱心で、呆然と画面をながめる研修医に逐一解説してくれるような、ひまな先生は余っていないのです。出血が多く、画面じゅうが鮮紅に染まると、もはや術者しかわかっていないんじゃないか……？　とも思えてきます。

ほどなくして、理解することをあきらめると、時間はとんでもなく長くなります。ただでさえ長い手術時間ですが、状況はもう一段階、確実に悪化します。正直、五月の地域医療で経験した、外来見学という名の八時間拘束よろしく、「覚醒度を落とす」という選択肢しかなくなってしまうのです。

前二者に、耳鼻科手術の深遠さが加わった三重苦。上の先生の気まぐれで、うっかり手洗いなんかさせられてしまうと、完全に最悪でしかありません。長い……手術にはまったく参加してないし、必要ともされてない……長い……解剖難しくて何やってるのかよくわかんない……長い……！　自分の妄想癖がもっと発達していれば、ここまで苦しむこともなかったのかもしれません。

とにかく、何も役目を与えられない状態で、手術そのものを味わえる力は自分にはない。それはきっと、もう少し知識があったとしても同じことだ……。前タームの女性外科で再確認したその事実が、さらに色濃くなって、身に染みました。このあとの第一外科（大腸肛門外科＋血管外科）で、自分はどうなってしまうのだろう……。本気で心配になりました。

外来チーム付きの三週間の後、後半三週間に配属されるチームの希望を聞かれました。私の精神衛生は、オペにまつわる苦しみに、間違いなく相関しています。そこを基準に考えるのが賢明なのは明白でした。

手術が長すぎず難解すぎず、研修医でもある程度の役目を与えてもらえそうなところ……腫瘍チームはない。三科合同オールナイトのオペなんて、一生見られなくてもかまわない。次、耳チーム。オペの性質は想像するに、外来チームのオペのそれに近く、むしろそのベクトルを、さらに強くした感じかと思われました。鼓室形成術の訳のわからなさは、科全体の術後カンファでプレゼンを聞いているだけで、睡魔に襲われるほどでした。「一人の世界に没頭する執刀医と、それを静かに見守るその他大勢」の図式にめっぽう弱く、鼻内と副鼻腔ですら理解が追いついていない私には、もっともフィットしないチームのように思いました。

消去法により、属すべきチームは案外すんなり決まりました。耳鼻咽喉科での残りの三週間を、私は気管・食道チーム……略して気食チームで過ごすことにしました。

耳鼻咽喉科後半戦……気食チーム

気管・食道チームで扱う疾患は、声帯周辺疾患（声帯ポリープなど）や、咽喉頭領域の初期の腫瘍が代表的なもので、外来を週二、オペを週一で行っていました。

外来チームにて、オペ日が訪れるたびに噴出していたストレスからは、気食チームへの所属により、大幅に解放されました。というのも、このチームが専門とする疾患の多くは、「喉頭微細手術」の適応となるのですが、この手術が一件あたり平均三〇分程度、長くても一時間ほどしかかからないのです。一件は短くてあっさり、立て続けにバンバン終わらせる……それが、気食チームのオペの最大の特徴でした。

手技としては、のどから挿入した直達喉頭鏡を介して、顕微鏡／内視鏡下に、喉頭領域の病変の摘出や生検、声帯への脂肪注入といった、さまざまな操作を行っていきます。

一応、術者は清潔手袋を装着するのですが、口腔内は準不潔という扱いらしく、事前の手洗いもなければ、暑苦しいガウンをまとう必要もなし。手袋もあくまで建前上で、どちらかというと、自分が汚れないように付けているくらいの感じでした。下っ端ながらも、これまでに外科手術の経験をある程度積んできた感覚からすると、不安になるほどのラフさでした。
よって、ほとんどの手術では、入室から帰室まで二時間足らず。その半分以上を、麻酔の導入と覚醒で占めているような状況になります。オペ日には、こういったサイクルを四〜五回くり返すのが通常で、患者に付き添っての病室⇕オペ室間の往復や、器具の準備など、それなりに目まぐるしくはあるのですが、オペ室で呆然と立ち尽くす時間を、とにかく一分でも短縮したかった私にとっては、好都合でした。

さらに、上記のラフさゆえに、「器械出しの看護師さん」も割り当てられておらず、術者以外の医者が助手として、器械出しや採取検体の処理といった、もろもろの雑用を担当することになります。本質的な手術操作には関与できるはずもない、研修医の立場からすると、自分にもできる仕事が常にある程度発生しているのは、これまた助かることで、見慣れない器具の数々に戸惑いながらも、毎回助手に入らせてもらいました。

オペそのものに関しても、もちろん実際やる段になれば、難しいに決まっているのですが、「やっていることが見た目にわかりやすい」点においては、耳や鼻の手術よりはるかに良心的で、即物的な印象を受けました。

そもそも喉頭から気管にかけての構造が、解剖学的にわりあい単純なので、ビジュアルのわかりやすさは手術だけに限ったものではなく、検査や処置にも共通でした。

たとえば、声門閉鎖不全の患者に対して行う、「コラーゲン注入」という治療があります。これは、のどから入れたファイバースコープで声帯を直接見ながら、細い針を用いて、液体コラーゲンを注射するものです。患者にとっては、カメラを奥に進めるほどオエッとなってしまって、結構疲れ果てる治療なわけなのですが（事前に入念に麻酔するが、咽頭反射が強く出やすい人ほどつらい）、やっていること自体はいたってシンプルです。

また、「嚥下造影検査（VF）」という、気食チームの独壇場に等しい検査があり、透視下で患者に造影剤入りの水やとろみ液、ゼリーなどを飲んでもらい、嚥下の状態をリアルタイムで観察するもので、これも結果は見たまま。患者に嚥下させるものの性状を変えていって、きちんと飲み込めているか、どこかで停滞したり誤嚥したりしていないかを評価します。

私のこの検査での仕事といえば、指示された性状・量の液体を、一回一回注射器で患者の口に注ぎまくることで、検査室に出たり入ったり（ずっと入りっぱなしだと被曝してしまうので）を、一人あたり五回程度×一〇人前後、のべ二時間ひたすらくり返します。上の先生方は、外で座って画像鑑賞に集中しているので、地味ながら一番疲れる立場でした。ですが、自分が粛々と注ぎ込んだ液体の行方を、すぐさま自分の目で確認できるし、患者も協力的な人が多く、それほど嫌いな業務ではありませんでした。

オペの後腐れなさと見た目のわかりやすさ、ほんの少しの〝参加してる感〟……。学生時代も含めて、幾度となく外科に心折られてきた私が、直感でこのチームを選んだのは、総合的に考えると必然だったと思います。

コラム

同僚アタリハズレ

公共の出版物として出す以上、特定の個人のことはなるべく書かない……と、これまでの著書同様に、本書でもあくまで自分自身を軸に、研修科との関わりを書いています。

ですが、さすらいの研修医生活にて、数ヵ月間のメンタリズムを大きく左右し、その科への印象をも決定づけてしまうのが、直属の指導役となる上級医や、同時期にローテートしている研修医といった、〝人〟の要素です。どんな職種であろうと、同僚との相性は死活問題だと思います。

働いていくうえでもっとも距離の近い、同期の面々を分析してみると、プライドはもれなく高いです。議論でも、「ああ言えばこう言う」感じで、引かない人が多い。ほどほどなぶんには、話していても手ごたえがあっておもしろいのですが、それが行き過ぎて、「自分が絶対で、他人の意見に耳を傾けない」「基本、否定から入る」キャラクターとなり、同期からやや距離を置かれている人もいます。

医療へのガツガツ感は人それぞれで、やはり医者の家系の人などは、医療にしがみつく感じが強く、なんとも言えない〝圧〟をまとっているように思います。

同じ東大出身者はというと、家が医者かどうかにかかわらず、医療以外のフィールドにも進出し、二足のわらじをはいて活躍している人が、珍しくありませんでした。また、自分は医者一本でも、同期や後輩がそういった課外活動にいそしんでいることには、嫌悪感を抱かない（というかそもそも大して興味がない）人ばかりでした。

自分も、執筆・出版といった、医療とかけ離れた別の活動軸を持ちながら、研修医として働いてきました。大学時代には上記のように、「いい意味で自己中心的であり、他人に過剰な興味を持たない」「自分に絶対的な自信があるので、わざわざ他人を蹴落とそうとは思わない」という風潮のなかで生きてきたため、「医療なら医療だけに集中しろ」「研修医のくせに医者以外もやるなんてナマイキ」なんて反感を（同期や上級医から）買う事態は、想像もしていませんでした。

たとえ現実には二足のわらじであったとしても、もちろん病院にいる勤務時間内には、医者としての仕事に集中しています。原稿一文字とて、院内で書いたことはないですし、「医療だけに集中しろ」は、根拠に乏しいまったくの感情論なのです。そして正直に言ってしまうと、そういった負の感情をあからさまにぶつけてきて、私が周囲から受ける評価を懸命に下げようとしてくるのは、見かけ上は〝医療まっしぐら〟な医者たちでした。

「病院では、こんなに医療やっちゃってます！」的な空気を、三割増しで醸せるようなしたたかさがもう少し私にあれば、彼らから妙な妬みを買うこともなく、院内での風評被害も、もっと小さくて済んだのかもしれません。私が一番欠く部類のスキルが、そういった世渡り力だったがために、逆にそういう処世術に長けた同期に、何かと嚙ませ犬にされていたように思います。きっとこれ、一〇〇％被害妄想ではないはずです。

そんな玉石混淆《こんこう》の同期とはうって変わって、ほとんどの科で、上級医には恵まれていたと思います。クセモノは各科に一人か二人いる程度で、同じチームで直属の上司にならない限りは、彼らとの接触頻度は低く、あまり関わらないようにしていれば、配属期間が終わっていきました。

モンスタードクターによくある特徴としては、いい年して大人げなかったり、話が自慢ばかりだったり。「俺武勇伝」を頻繁にくりだしてくる人ほど、実力は伴っていなかったりします。ICU管理もろくにできなくて、こちらの質問には的外れな回答ばかりで、幻滅したこと数知れずです。

微妙にベクトルの違うキャラクターに、「男性更年期か⁉」と思わせるような、ベースイライラのキレキャラ。PHSは出たとたんに不機嫌MAXで、下に怒鳴り散らすことがライフワークみたいになっている医者がわりといて、もはや反面教師にするしかありませんでした。

でも、たとえ変な医者にあたってしまっても、その人と同じコミュニティに属する期間には終わりが決まっていて、その数ヵ月なりを耐え忍べば、二度と関わらなくても済む……そこは、研修医の特権だったと思います。

こうふり返ってみると、同期にしろ上級医にしろ、自分がやりやすいなと感じた人って、結局バックグラウンドが似ているものです。国立大学の出身（もっといえば東大の同期）とか、家が医者じゃないとか、医者以外に副業的な活動をやっているとか……。

主にそういう、いっしょにいて心地のよい人と、近い関係性を築いていけばいいのでしょうが、膨大な数の医者が働いている大学病院で、合わない人だからといってシャットアウトするのは不可能で、それは一定規模以上の職場だったら、どこでもそうだと思います。多様な人格を受け入れる大らかさと、かつ適度に受け流して自己防衛をはかる、ある種の狡猾さが必要、ということなのかもしれません。

第7章

第一外科
(大腸肛門外科)

始まってしまった真夏のヘビーduty！　灼熱の第一外科

「ついに、来てしまったか……」。八月中旬からの第一外科ローテを前に、私は戦場に向かう兵士の気分でした。

ここまで、精神科、地域医療、産婦人科、耳鼻咽喉科ときて、六月の女性外科にて、妙に緊急を引きまくったり、当直でヘロヘロになった以外は、きわめて順調な四ヵ月半でした。七月までに東大病院で履修を済ませた三つの科に関しては、看護師さんも非常に良心的で、点滴を頼まれたことは一度もありませんでした。

大学病院でのすべての雑用＝研修医の仕事、とのイメージのもと、採血すら自分でやるつもりで戻ってきたので、前の病院では点滴が一〇〇％研修医だったことを考えると、拍子抜けなほどありがたい話でした。と同時に、順調に累積されていくブランクに、「次にこれが一挙に降りかかってきたとき、たぶん自分はもう刺せなくなっている気がする……」と、恐怖もつのっていきました。

また、産婦人科と耳鼻科では、夜間や休日などＰＨＳがつながらない場合の緊急事態に備えて、初日に携帯の番号を教えることになっていたのですが、それは本当に形式上で、病院から携帯へコールがあったことは皆無。一年目は、あくまで建前とはいえ、土日も両方病棟に顔を出していたので、一年目と二年目ではこうも違うものかと、すばらしき週休二日制を遠慮なく謳歌してきました。

これから配属になる第一外科と、これまでの日々との落差は、すさまじいものになると想像されました。まず、事前の乏しい情報収集で判明した、点滴と休日呼び出しに関する悲しい事実。これまでまわった科ではうれしい誤算だった、「看護師さんが点滴をとってくれる」「(携帯番号はポーズで教えたとしても) 実際に、夜間・休日に呼びだされることはほぼない」という二点が、どうやら誤算ではなくなるようでした。

第一外科：大腸肛門外科・血管外科、第二外科：肝胆膵外科・移植外科、第三外科：胃食道外科・乳腺内分泌外科の三つは、東大病院のメジャー外科と呼ばれ、研修医一年目の場合、必修外科三ヵ月のうち半分の一ヵ月半は、このうちのどれかをまわらなければなりません。

一年目で外科から逃げ回ったまま、のらりくらり二年目を迎えてしまった私も、必修外科の消化としてローテートする以上は例外ではなく、マイナー外科の耳鼻咽喉科にて、一ヵ月半のリハビリを経て、ついに悪夢のメジャー月間に突入する運びとなりました。

となれば、一外・二外・三外のどれを選ぶかも大問題です。積極的興味からは選べるはずもないので、むろん消去法です。

六〜八時間超の肝切除をモリモリこなす二外……M3（医学部五年生）の臨床実習でまわったときに、ここだけはどんなことがあっても戻ってくるまい、と誓ったことを思いだし却下。

三外……教授はたしか、豪快で明るいオジサンだったけど、いかんせん専門領域が胃・食道というのがまずい。上部消化管は、特に食道がからむと解剖が複雑で、郭清や再建に長時間を費やします。つまり、オペが間違いなく長丁場なので、オペ日のたびに発狂する可能性大。運よく乳腺外科チームに配属されたとしても、乳腺専属のチームは一つしかないため、症例が一挙に集約されるわけで、それはそれで忙しい……との情報を同期からゲットしました。却下に限りなく近い保留。……やばい、このままじゃ決まらない。

そして一外……専門領域は大腸・肛門。見た目のわかりやすさは、メジャー外科随一。教授はというと、年齢のわりにえらく洗練された外見と、よくまあ教授に登りつめられたなあと思わせるような、はっちゃけたキャラクターの持ち主で、「カンファや手術などでの、シチュエーション別バレない寝方」をとうとうとレクチャーされた、学生実習の記憶がよみがえり、「ああいう先生がトップの科ならなんとかなるかも」と、心を決めました。

ところが、私が外病院で研修医一年目をやっている間に教授が替わったようで、ローテートが確定してから、この事実を知りました。新教授はもともとまじめな方のうえに、就任したてでオペ予定をぎっしり詰め込んでいるとうわさに聞き、おとなしく三外にしておけばよかったと、激しく後悔したのでした。

まあ決めてしまった以上は、もうやるしかありません。大腸肛門外科領域を扱う四チームのうち、青チームとやらへの加入が、一外スタートの一週間前に言い渡されました。どうやら、チームを色で呼んでいるようです。なんというか、幼稚園じゃないんだから……。

「外科は日の長い季節じゃないと無理」とのわがままを押し通してねじ込んだ、真夏の外科三ヵ月、後半ピリオド。日射しがジリジリ照り付け、頭が朦朧としてくるほどの酷暑のなか、憂うつを通り越した恐怖とともに、第一外科での一ヵ月半が始まりました。

怒濤のオペ祭り！

八月中の三週間は、必死の順応で終わっていきました。私が配属された青チームには、外科専門ローテート中の三年目の先生が、すでに一人まわってきていて、本来研修医がやる仕事を、一手にこなしていたようでした。

その仕事のすべてが、突如としてそっくり私に移行されたというよりは、ひっそり加わって、少しずつ負担を分け合っていく形に自然となったため、科特有の作法……いわゆる雑用のさばき方がわからず、初週にテンパりまくるような事態にはなりませんでした。これは、非常にありがたかったです。

研修医的立場には一年目が一人だけ、というチームが基本形なのに対し、われらが青チームは私が加入したことによって、その立場に二年目と三年目が一人ずついる、稀有な編成となりました。

ここに目をつけられたのか単なる偶然なのか、とりわけ八月中には、術前検査目的などのライトな入院形態ではなく、がっつりオペ目的の患者が、毎日のように入ってくる状況が続き、チーム受け持ち患者数は、あっという間に二〇名弱にまで膨れ上がりました。確実なペースで入院してくる一方で、オペ目的だと最短でも三週間は入院するので、いっこうに患者が減っていかないのです。

第一外科全体としてのオペ日は、月曜・火曜・木曜の週三日で、チームによってそのうち一日くらいは、オペが入っていない曜日があったりするものなのですが、八月の青チームは怒濤のオペ件数を誇り、オペ日ももちろん皆勤賞。

七月中は検査入院の患者ばかりで、青チームのオペがなんと一件もなかったらしく、その入院で術前精査を終えた人たちが、八月に入って満を持して再入院し、続々とオペになっていたのです。この前にまわっていた耳鼻咽喉科と順番を逆にしておけば、どんなに楽だっただろうと、後悔してもしきれない気持ちでした。もっとも、その月にオペがまったくないようなチームには、研修医を配属しない可能性もありましたが。

開始初週でいきなり、受け持ち患者一七名。三年目の先生も非常によく働く方でしたが、「あの女医は青チームの実働の研修医だ」という事実が徐々に浸透してくるにしたがって、受け持ち患者二〇名の重みが、じわじわとのしかかってきました。

患者が多ければ多いほど、ＰＨＳの鳴る頻度も比例して増えます。二〇名もいようものなら、毎日誰かは熱発しているし、誰かの点滴は漏れるし、こまごましたマイナートラブルと、それに関する看護師からの要望・質問・クレームは、絶えることなく降りかかり、どんなに黙々とこなしても、時間は容赦なく過ぎていきます。

ここに上記のオペ祭りが、ものすごい存在感でねじ込まれると、オペでただでさえ体力を大幅に奪われた状態で、多種多彩な雑用に奔走しなければなりません。看護師は、オペ中だろうとガンガン電話をかけてきますが、いくら外回りだったとしても、オペ室でできる対応には限界があります。手術から戻ってきたとわかるやいなや、次々に話しかけられ、電話は俄然鳴りまくり、もはや発狂寸前です。鳴り止まないPHSを投げつけたくなる衝動に、ここまで駆られたことはなかったかもしれません。

そして、本当はあってはならないことなのですが、最初のうちは、よく患者がごっちゃになっていました。術前か術後かくらいはさすがに覚えているものの、いつ・どこのオペをした人で、今現在入っている／抜けている管類（胃管・硬膜外麻酔〈エピ〉・ドレーンなど）はなんで、今週はどういう検査が控えていて、そのための前処置は……と、最低限把握しておかなければならない病態や経過が、外科は意外に多いのです。

初期のころは頭が全然追いついていかず、この患者は今ごはんを食べているのか、経管栄養／経静脈栄養のみなのか……すら忘れることがあり、愚直にメモをとるようにしました。患者一人ひとりの簡単な状態と、to do リストを朝作成し、そこにひたすら書き込んでは消していく。この習慣の採用も、一年目以来でした。

はじめの週こそ、オペで疲れ、久々の点滴・採血に疲れ（定時入力された毎朝の採血は看護師がやってくれるが、それ以外の時間帯や、新患の入院時採血は研修医の仕事）、看護師からの空気を読まないコール、容赦ないプロブレム丸投げに疲れ……と、水を飲むひまもないほど終日時間に追い立てられ、メイクの剝げかけたひどい顔で、夜二二時過ぎにフラフラ帰宅する日々が続きました。配属初日が土曜日で、その週末にはたまたま、土日ともに入院が入っていたため連日出勤、そのまま月曜に突入してしまったこともあり、心身ともに、早々に限界を感じていました。

ですが、人間って順応するものです。そして、自分はスーパーマイペースなわりに、短期の順応力にかけては、人より長けたところがあります。その二つの普遍的事実を、今回ほど感じたことはなかったかもしれません。

最低でも四〜五時間はかかるオペ中には、アンドロイド並の処理能力で、受け持ち患者たちのカルテを書きまくる。青チームのオペは腹腔鏡手術が多く、その場合研修医が外回り専属になるのが、ある意味救いでした。いったん手洗いして手術に入らされてしまうと、病棟業務が一切進まないのはもちろん、その間にかかってきたコールはすべてペンディングになるため、オペが終わった瞬間に、プロブレムの雨あられが待ち構えているのです。

点滴や採血といった、久々登板の超基本的手技に関しては、もともとそこまで嫌いではなかったので（一年目の病院での点滴当直だけは、もう二度とやりたくないですが）、入院が同日に三人も四人も重ならない限りは、それほどストレスなくさばけました。

退院時のサマリー作成についても、まったく同様。八月末に、術後の状態が安定した青チームチルドレンたちが、いっせいに退院していった時期があり、そのときはさすがにサマリー地獄でしたが。

点滴・採血、カルテ書き、サマリー作成……共通するのは、一人の世界に没頭する作業であること。他者のペースに配慮せず、自分のテクニックと能率次第で、いつでも完結させられるものであること。外科特有の業務ではまったくないので、そうは言っても、一年半の積み重ねと慣れがあること。一年目を市中病院で過ごしたからこそ、比較的あっさり順応できた部分はあったのかもしれません。

これまでまわった科では、朝八時半に出勤したとしたら、一〇時にはいったん疲れてコーヒーブレイク。夕方一八時を過ぎるとイライラしだすような、医療ハイポ（決してやる気に満ちてはいない）の私でしたが、瞬時のスイッチングで、一見華麗に順応。看護師さんにも、幸か不幸かすっかり認知され、チームの先生たちとも徐々に打ち解け、ほんのりやりがいを感じる瞬間も、少しずつ出てきました。

ただ、慣れたら慣れたぶんだけ、絶妙に負荷が増えていくので、生活は相変わらず外科一色。毎週欠かさず見ているテレビ番組に、帰宅が間に合うことがほぼないため、テレビ自体ほとんど見なくなってしまったし、ご飯も何かお腹に入ればいいや……くらいにしか思わなくなり、就寝直前に、ハイカロリーな調理パンやカップラーメンを押し込む日々。睡眠欲に押された食欲や娯楽は、どんどん鳴りをひそめていきました。

週末も、二週目以降は、土日どちらかは休ませてもらっていましたが、その貴重な休日に、アグレッシブに華やかな予定を詰め込む気には、到底なれませんでした。

外科で訪れた苦しみ

外科ではじめて味わった苦労としては、間違いなく、回診とコンサルテーションでした。

回診は、チームごとに朝と夜に行っていて、一日の滑り出しと締めくくりにあたります。チームの受け持ち患者について、一人あたり二〜三分、長くても五分程度でまわっていくのですが、なにしろ患者が多い。当時は科全体として入院患者が飽和状態で、第一外科のメイン病棟である、八階南病棟は常に満員、他病棟にまで進出して、ベッドを食い荒らしている状況でした。

となると、わがチームの患者たちも、八階南に固まってくれているはずもなく、フロアー違いくらいならまだいい方で、東大病院では離れ的な位置づけである「入院棟B」にも、常に二〜三人入院しているような状態。

さらに術後の患者では、回診時に創部のチェックと処置（包帯交換〈包交〉、抜鉤《ばっこう》など）をするため、手術入院患者を大勢抱えるチームでは、そのぶん回診時間も膨張していきます。

回診時間の半分以上は、移動と包交で占められると言っても過言ではなく、一日二回の回診は、一時間弱で五ヵ所以上を、マーキングのごとく渡り歩く、病棟を股にかけた壮大なミッションでした。その歩行距離は、累積されるとばかにならなかったようで、一外に来て二週間で、みるみるうちに三kg痩せました。

そして、もう一つのつまずきが、コンサルテーションでした。主に術前精査目的で入院中の患者に関して、手術で扱う大腸以外の臓器に問題がないか、あるとしたらそれは、手術に耐えうる程度のものかを、くまなくスクリーニングします。

第一外科に手術入院になる患者の、原疾患の八割方は大腸癌であり、この大腸癌の好発年齢は、六〇代以上の高齢者です。となると、大腸以外に問題がない方がおかしいのです。高血圧や心電図異常は循環器内科、高血糖は糖尿病代謝内科、呼吸機能障害やＣＴ上の肺結節影は呼吸器科……このへんはごあいさつ代わり。他にも、肝機能障害は消化器内科、せん妄の経験ありなら精神科……来る日も来る日も、コンサルざんまいです。

検査をやれば、どれかでなんらかの異常はあぶりだされる。それを一つ一つ、くそまじめに当該科にコンサルトをかけ、多忙を極める各科の先生に、時に迷惑がられながらも、果敢に電話をかけまくる。多くの場合は、「当科としては、耐術には支障ないと思われます」との、カルテ上の一文をもらうためだけに、とてつもないエネルギーを費やすのです。

言ってみれば、裁量ほぼゼロの〝茶番コンサル〟。コンサルトされる側も、「耐術問題ないです」という決めぜりふに着地するべく、それらしいアセスメントをしたためなければならないのですから、それはそれで大変だろうなあと思います。

茶番つながりで言えば、本人とその家族に対しての説明……通称〝ムンテラ〟〝ＩＣ（インフォームドコンセント）〟もそうです。

外科では、術前精査入院の退院前に行われる、「病態説明と治療法の提示」、手術目的に再入院してきた際の、「手術の具体的な説明と各種同意書渡し」、術後の退院前に行われる、「術後の経過と病理結果の報告、今後の治療方針の提示」の、大きく計三回開催されます。

茶番感が漂いがちなのが、二つ目に挙げた、手術説明ムンテラです。

患者が、現在の状態に対する治療の選択肢として、手術を選ぶであろうことは、医者側もわかりきっています。なんのために入院してきてるんだって話です。一昔前だったら、「手術しますね」「お願いします」の、五秒のやりとりで済んだであろうところを、四〇～五〇分もかけて、手術に伴うリスクや生じうる合併症、手術以外に選択しうる治療法などについて、粛々と説明します。患者とその家族は、神妙な顔で聞き入っています。

このムンテラにて、私は主治医の先生の隣に座って、書記を務めることが多かったのですが、ここにもいくつかのトラップがひそんでいました。

たとえば、「〇〇の状態なので手術をします」と書くのはだめで、「〇〇の状態なので、手術が望ましいです（推奨されます）」と書かなければなりません。そうしないと、「さまざまな治療法があるなかで、患者自身が望んで手術を選択した」というニュアンスが、形として残らないからだそうです。

「術中に状態が悪くなった場合、一時的に人工肛門となる可能性があります」との文言も、大腸手術全例につき書き残すことになっており、すっかり空で書けるほどになりましたが、書くたびに心のどこかに引っかかる違和感は、最後まで消えませんでした。

そして、人工肛門と言ってもあくまで一時的なもので、状態が安定すれば、必ず閉鎖して元通りに戻れること……そもそも、人工肛門になる確率は限りなく低いこと……をいくら説明しても、手術間近でただでさえ不安なところに、人工肛門という最悪の可能性を突きつけられ、その単語のインパクトに、もれなく戸惑う患者の顔が、忘れられませんでした。

しかし、一見ナンセンスなコンサルトの嵐も、冷酷なまでに型通りのムンテラも、手術を治療のメインとし、より〝命を預かる〟イメージの強い外科だからこそ、避けては通れない通過儀礼なのだと思います。

自分たちは、手術に際しての懸案事項を細かく吟味し、そのすべてをクリアーにしたうえで、万全の準備で手術に臨んだ。患者は、与えられた選択肢のなかから、手術に伴いうるあらゆるリスクも納得したうえで、自らの意思で手術を選択した。この流れがどこかで止まれば、手術には踏み切れません。

患者は私たち医者に、自分の命を、人生を、預けてくれています。あいまいさを徹底的に排した、契約に支えられた手続きは、医療者側の誠意ともとれると思います。決して、訴えられたくないからだけではないと思うのです。

口約束で患者が医者にすべてをゆだねていた昔も、〝よい時代〟だったのかもしれません。だけどだからといって、医者と患者の関係が、契約だけでつながった、薄っぺらなものになってしまったわけではないと思います。

「耐術問題ないです」と言ってもらうためだけの他科依頼が、次から次へと積み重なる同意書の紙切れが、滑稽に感じてしまうことは正直あります。それでも、そこに心が通わなくなったわけではありません。以前にコンサルトした、顔も知らない他科の先生が、すでに手術が終わった患者のことを気にかけてくれていたり、「手術をしてもらってよかった」と、下っ端の私にまで、感謝の意を表して帰っていく患者をみたりと、医者の揺るぎないプロ意識と、患者がまっすぐに向けてくれる素朴な信頼に、救われたような気分になる瞬間があったのは、確かなのです。

寝ても覚めてもチーム行動

継続的な集団行動を苦手とし、一人になれる時間が奪われると、みるみる生気を無くす私を待っていたのが、外科ならではの、究極のチーム体制でした。

手術や回診はもちろんのこと、それ以外の時間帯も含めて、四六時中常にチーム単位。上の先生は外勤や外来があるため、不在の曜日や時間帯があるものの、基本的には、全員が全員の所在を逐一知らせ合うのが、暗黙の了解になっており、奔放な単独行動は実質不可能でした。

お昼ごはんも、ＰＨＳで連絡を取り合って、きっちり全員集合。朝イチに始まった手術が、夕方までかかった日なんかでも、「各自適当にエネルギー補給」とはなりません。患者のＩＣＵへの搬送や、摘出した病理検体の整理（スケッチやリンパ節剖出〈通称芋掘り〉など）を終えて、空腹のピークも過ぎた夕方一七時、ガラ空きの食堂に、やっぱり全員集合。もはや、昼ごはんなんだか夜ごはんなんだかも、わからないという……。

ただ、たとえ何時になろうと土日であろうと、ごはんは一〇〇％オーベンの先生がおごってくださるので、大学病院に戻ってきて、薄給に拍車のかかった私にとっては、そこは非常にありがたかったです。東大病院って、学内の学食に行くには距離があるし、院内の食堂やカフェは、どこもそこそこ高くつくし、意外にランチ難民になりやすいのです。

何をするにも、どこへ行くにもチームチームで、最初のころは、どうしても息苦しく感じてしまいましたが、そこは得意の順応力です。〝束縛〟ととらえていた閉塞感は、次第に〝愛着〟に変わり、いつしか、全チームが参加する大腸カンファや教授回診の際にも、つい青チームの先生の所在を確認して、目で追ってしまう自分がいたのでした。

毎日一二時間以上にわたり行動を共にし、数々の修羅場をくぐり抜けてくれれば、機嫌がい い時も悪い時も、それぞれの長所も短所も、嫌でも見えてきます。清濁併せのんだうえで結晶してくる「チームマインド」は、決して一朝一夕ではもたらされないものです。

私が配属になった青チームは、前述のとおり、八月のオペ件数が群を抜いており、そこだけをみると、〝外れくじ〟と言えなくもなかったわけですが、それと引き換えの結束感は、これまでまわったどの科とも、比較にならないものでした。連日のオペと、増殖を続ける病棟患者を全員で必死に回し、苦しい期間を一日一日乗り越えるうちに、チームの雰囲気は確実に良くなったし、一体感も強まっていった気がします。

チーム構成としては、実働には、私と三年目の外科ローテの先生、それを直属に監督するのが、六年目の中ベンの先生で、その上に、一〇年目以上のオーベンの先生が二人いらっしゃいました。

私の勝手な（でもエビデンスはそこそこある）外科医のイメージは、気が短い・単純かつ豪胆・バイオリズムがつかみづらくて、謎なタイミングでキレる……などが筆頭だったのですが、それをありがたく裏切ってくれる先生ばかりで、その穏やかさと面倒見のよさに、チームの末っ子的立場の私は、だいぶ甘えてしまったようにも思います。

私の外科医像を唯一裏切らなかったのが、お酒の飲みっぷりで、チームの結成会と解散会の名目で実施された二回の飲み会では、両方とも平日開催・スタートは二一時近くだったにもかかわらず、恐るべきハイペースでジョッキをどんどん空けていく姿に、やっぱり外科の先生だなあ……と感嘆したのでした。

学生時代には、実習での教育的指導をきっかけに、循環器内科に興味を持つも、「じっくり腰を据えて考えるのが好き」「パッパパッパすることを求められるのが苦手」といった要素が自分の特性のメインだと、当時は理解していたのもあり、循内熱は徐々にフェードアウト。

外科全般や、スピード感重視の内科（循環器内科や消化器内科）は向かなそうとの判断のもと、血液内科やアレルギー膠原病内科といった、比較的ゆったり系の内科か、あるいはマイナー科にいくのだろうと、漠然と思っていました。

研修でさまざまな科をローテートするうちに、興味を持てる分野・自分に合った場所は見えてくるだろうと、のんきなスタンスを保ってきましたが、現実はそんなに甘くはなく、「ここはないな」と却下する科ばかりが、確実に累積していきました。

そんななか、唯一「自分にもできるかも」と思えたのが、精神科でした。学生実習と、研修医二年目の四月にローテートしたときの印象が良かったことと、書くネタに事欠かず、執筆業との親和性が高そうなことがその理由で、その程度の理由しかなかったのもまた、事実でした。方向性が定まらないまま、二年目に突入してしまったことで、どこかに決めてしまいたいという、潜在的な焦りがあったのかもしれません。

精神科そのものに興味を持ち、志望していたわけではない。自分のＱＯＬ（クオリティー・オブ・ライフ）や、副業との兼ね合いが先にあって、「興味だってちゃんと伴っている」と、思うようにしていただけ……。

見ないようにしてきた真実に直面したのが、第一外科ローテ中の八月でした。はじめての外科で疲れ果て、一度完全に目が死んだものの、そこから不死鳥のようによみがえり、生気を取り戻してきたあたりでした。

第２章の精神科のところでも書いたように、東大病院精神科の入局試験に落ちたのです。母校の医局から要らないと判断されたことに、少しショックはありましたが、精神科の特殊性というのは、数ある診療科のなかでも、やはり群を抜いていて、そういう場所でやっていくためにはそれこそ、特殊な熱意とモチベーションが必要なんだ、と痛感しました。そして、精神科医としてのビジョンの貧弱さを突きつけられ、向いていないと教えてもらったことで、むしろ自分には新たな道が開けたのだと、不思議なくらい前向きにとらえられました。

研修修了まで、残り半年。同期のなかには、二年目の三分の二を占める選択期間八ヵ月を、すべて志望科にあて、揺るぎなくモリモリ力をつけている人もいる一方、私はこの期に及んで、再びフラットになりました。

鉛のごとき義務感だけを胸に、余計な浮き沈みをなるべく排除して、一日一日乗り切ってきた外科でしたが、その乗り切り方が日々軽やかになっているのを、自分でも感じていました。

一〇時間以上カロリー摂取できず、極限の低血糖状態で、病棟じゅうを歩き回ってむくみきった足で、毎日クタクタになりながらも、次の日仕事に行くのがおっくうな日が、意外なほどに少ないことに気づきました。

あんなに敬遠していた外科でやっている私、チームの下っ端で奮闘している私は、けっこう自分らしいんじゃないだろうか。外科を選択肢から真っ先に外しつづけてきたのは、固定観念以外の何物でもなかったし、自分自身のことをよくわかっていなかっただけかもしれない、と思いました。

大ざっぱなイメージとは真逆の、緻密な事前準備。手術をした患者が、元気になって退院していったときの、わかりやすい達成感。見飽きるほど行動を共にするうちに築かれる、強烈なチームマインド。後腐れのない、カラッとした明るさ……。私の有する特性すべてが、外科にばっちりフィットするわけではないけれど、少なくとも精神科よりは、無理なく楽しく、続けていけるのではないかと思いました。

循環器をやめ、ゆったり系内科をやめ、精神科をやめ、いよいよ自分を見失った私に、まさかの外科が、一筋の光明を与えてくれました。それも、一年目の病院で、正規のローテーション通りに外科を履修していたら、大学に戻ってきてまで、再び外科をまわることにはならなかったはずです。人生って、本当にわからないものです。

ちなみに、秋も深まったころに、ようやっと将来の進路に決心のついた私は、この第一外科でお世話になった青チームの先生方に、院内メールで報告。私の行く道がとりあえず決まったことに安心し、今後の外科医人生を応援してくださっている先生方が、本当の父や兄のように見えました。

外科を選択肢として復活させる機会をくれた、第一外科という場所に、そしてそこでもたらされた、かけがえのない巡り合わせに、今でも心から感謝しています。

第8章

形成外科

形成外科……土壇場ローテート

実のところ、一一～一月の三ヵ月は、精神科をローテートする予定でいました。四月に一度まわってはいたのですが、将来の選択科として、再び長期にカムバックしようと思っていたのです。

ところが、状況は大きく変わりました。三年目以降に専門とする科の選択肢から、秋ごろに精神科が消滅。「やはり選ばなくて正解だった」と確認する目的で、予定していた大規模カムバックは一ヵ月に縮小し、前述のごとく、一一月にひっそりと終えました。こうして、一二～一月が空白になってしまい、そこに急きょあてがったのが、形成外科でした。

形成外科を選んだ理由は、二年目のうちにもう一つくらいは、外科系の科をみておきたかったのと、「たくさん縫えそう」「縫うのだけはうまくなりそう」と思ったからでした。

外科系の若手は、オペでの唯一の出番が、最後の皮膚縫合ということも多く、縫えなければシャレにならないし、ただでさえ少ない役目はますます減り、鉤引きと吸引のみになってしまいます。逆に、縫合が板についているだけで、確実に「一目置かれる」面があるのです。

東大病院の形成外科には、教授がリンパ浮腫の権威である影響で、全国からリンパ浮腫の患者が集結します。その結果、リンパ浮腫に対する手術……「リンパ管静脈吻合術（ＬＶＡ）」が、科内の全手術の六割を占めます。

この手術では、浮腫を起こしている部位の、皮下組織内を走るリンパ管を、近傍の静脈に吻合することで、リンパ液のうっ滞を改善させます。最初の皮膚切開と、最後の皮膚縫合以外のすべての手技は、顕微鏡下（通称マイクロ）で行われます。

両眼視（片目ずつからの映像が、統合されて三次元に見えるよう、レンズの目幅などで調整する）すらままならず、顕微鏡を長時間のぞきつづける作業に、学生時代から苦手意識を持っていた私は、このローテートをきっかけに、ＬＶＡの魅力に目覚める展開には、どうしても期待できませんでした。

東大の形成外科で二ヵ月やる以上、全オペの六割という、圧倒的な存在感を誇るこの手術から、逃げおおせるはずがないことは、さすがの私も覚悟していました。しかしそれでも、事前にチーム希望を聞かれた際に、ダメもとで上の先生に掛け合ってみました。

「できれば、皮膚とかたくさん縫わせてもらえる方が勉強になるので、再建チーム（耳鼻咽喉科・脳外科などとの合同手術で、腫瘍切除後の機能・整容面での再建を担当。その他、顔面神経麻痺に対する神経再建や、小耳症に対する耳介形成など）あたりがいいような……」と、控えめながらも、「LVA漬けの二ヵ月間はできるだけ避けたい」「比較的ダイナミックな再建班希望」の旨を、それなりに明確に伝えましたが、結論は微妙なものでした。

ローテートしてきた研修医が所属するチームは、教授のいるチーム（＝得てしてLVAざんまい）が基本。よって、私も完全なる例外というわけにはいかず、週三の当科オペ日のうち、週一回のみ、再建班のオペに入らせてもらうことになりました。それ以外の日は、しきたり通りに教授班付き。上の即席の判断により、中途半端にチームを掛け持つ身分となりました。

始まってみると、前半の一ヶ月に関しては、週三回の手術日だけはそれなりに疲れるものの、残りの平日二日はほぼ仕事がなく、土日についても、研修医は「病棟の術後患者の朝処置への、月二回程度の参加が望ましいが、自主性に任せる」と、驚くほど適当。オペがあろうとなかろうと、終日PHSが鳴りやまなかった、第一外科での日々を思うと、同じ大学病院の外科系でも、これほど違うんだなあと感じました。

ですが、「三年目からの外科専門研修に向けて、外科全般に共通する基本手技と基礎知識を、できるだけ身につけておきたい」との思惑で、形成外科を選択した私からすると、非常に好都合な事態でした。

ようやっと進路を決定し、精神科再ローテで、「やはりここはやめてよかった」との消極的確信を得た段階で、時は一二月。二～三月の二ヵ月は、必修の救急部で、すでに埋まっていました。

自分にとって最後となる、自由な二ヵ月の使い方を考えたときに、配属されてくる研修医が少ない環境で、なるべく多くの手術に入って、場数を踏ませてもらおうと考えました。それ以外の時間には、自分のやりたい勉強にいそしみ、マイペースに知識を吸収していけばいい。このもくろみに合致したのが、マイナー外科に分類され、二年目の選択科目としてしか履修の許されていない、形成外科でした。

基本的に、形成外科に入院してくる患者は在院日数が短く、入院日の翌日に手術、術後一週間程度で退院になってしまうため、入院時が初対面となる私たちが、患者と信頼関係を構築するには、なかなか至りません。

また、形成外科領域の手術の特徴として、「この手術をしたから、命が助かった」「この手術をしなければ、命が危なかった」という性質のものは少なく、患者と医者が本音で対峙し、意思疎通をはかっていく必要性も、どうしてもお互いに感じづらいのだと思います。

もちろん、自分の受け持ち患者に関わる仕事は無難にこなしましたが、それ以上でもそれ以下でもありませんでした。第一外科時代に味わったような、「この人に良くなってほしい、なんとか治してあげたい」といった、使命感や責任感のようなものは希薄で、患者が次々と自分を通り過ぎていくような、〝カラっとした〟毎日でした。

形成イズムにさらされて

教授に限らず、当科のドクターに接していて思ったのが、形成外科医には独特のプライドがあるということ。なかでも、メジャー（消化器、心血管、呼吸器など）の外科医が一般的に有しているマインドに、一言物申したい部分は、少なからずありそうでした。

たとえば皮膚縫合で、真皮層と表皮層での二層縫合をしているとき、縫い針を刺入する幅や深さ、糸結びの強さなどについて細かな指導を受け、悪戦苦闘する私に対して、「外科の先生は、こういうのまったく気にしないからねー」と上級医。初日の自己紹介で、一般外科志望であることを発表していた私は、「まあ、そうですね……」と、苦笑するしかありませんでした。

「見た目をよくする」のが主目的の手術が大半を占める、形成外科。「あとからどこを縫ったのかわからないくらいに、傷跡を目立たなく」を至上命題とし、「皮膚の表層しかいじっていないのに、そこをきれいに仕上げられなくてどうする」というのも、しごく〝ごもっとも〟なポリシーです。

ただ、一般外科の医者とて、見た目をまったく気にしていないわけではないでしょう。形成外科医の美意識には、遠く及ばないかもしれませんが、それは、他にもっと気にかけるべき要素があるからです。

一般外科領域において、手術の本質は傷跡にはありません。「表皮レベルの創は、開きさえしなければよいもの」という考え方を、形成の先生方は本気で軽蔑しているようでしたが、それはスペシャリティへの冒瀆《ぼうとく》だと思いました。自分が外科医を志す身であるから、自然と外科側の肩を持ってしまう部分も、多少はあったかもしれませんが。

教授班と再建班のハイブリッドという、研修医としては異例の立ち位置で一二月を過ごし、二ヵ月目の配属希望の聴取に際して、今度こそと再建班を希望したものの、またも一ヵ月目と同じ理由（ただでさえ、たまにしかローテートしてこない研修医は、とりあえず教授のそばに！）により、あえなく却下。後半の一月も、週一回のみ再建班に加わらせてもらい、それ以外は教授班に属することになりました。

ただ、三つある教授班のうち、一二月に付いていた、LVAざんまいのチームではなく、再建や移植といったスケールの大きい手術を、積極的に扱うチームにマイナーチェンジしていました。どうやら一ヵ月のあいだに、普段は、肩書きからくるイメージや、キャラクターの濃さに隠れぎみの、淡々とした根性が伝わったようです。

ひょろっとした見た目は、どう見ても内科かマイナー系、縫合などの手技も、二年目らしからぬつたなさ……それでもコイツ、本当に外科に行くつもりなんだ……。再建班のオペに毎回不気味に現れ、日が変わりかける時間帯のICU帰室まで、ひっそりと存在しつづける私を見て、形成の先生方も、少しは認めてくれたのかもしれません。

一月に入り、数段パワーアップした「二チーム掛け持ち体制」が幕を開けると、八月の第一外科に匹敵するほどの、オペ祭りとあいなりました。

一二月の再建チームで、一〇時間超のオペを数件経験して、少しは免疫ができたつもりでいましたが、週三日のオペ日のうち二日は、そういった長丁場の手術が幅を利かせている状況。初期研修も残り三ヵ月を切ったという段階に及んで、自分の志望科でもない場所で、ここまで駆けずり回っている研修医は、間違いなく私くらいだったことでしょう。

それだけ手術経験を積むと、少しは手技も〝こなれて〟きました。一二月には、「メスを握ったことがない」と言い放って、再建班の先生方を驚愕させ、皮弁《ひべん》採取部位の創縫合の際にも、しょっちゅう針を曲げていたものですが、次第に、場の雑談に適当に参加しつつ、縫えるようになっていきました。もちろん、縫合の美しさに命をかける形成外科スピリットからいくと、仕上がりはまだまだプアなものでしたが。

参加する手術での立ち位置はというと、その大半は、第一助手か第二助手。ごく稀に、植皮や瘢痕《はんこん》形成といった、初級者レベルの手術があり、上の先生を第一助手に、執刀医（メインの術者）としてやらせてもらいました。

助手は、「術者が今、どの部分にフォーカスしているか」を把握して、適切な視野を確保し、「次に何が欲しいか」を読んで、器具を準備します。常に次の一手、先の展開を予想して、反射的に術者をサポートしなければならないあたり、助手は助手で、高いポテンシャルが要求されます。助手の習熟度が、術者のパフォーマンスを安定させ、手術のスピードと仕上がりをも規定するのです。

一方、執刀医として臨む手術は、緊張感の質が変わってきます。急に自分が、手術場の主役に躍り出たとき、助手として見ている術野とは、決定的に違う世界が広がります。「こんなこと一つに、どうしてこんなに時間がかかるんだろう」と思っていた工程一つ一つで、見事につまずき、まごつくのです。結果、上の先生の操り人形と化し、その指示を忠実に遂行することに、全神経を集中させるのみとなります。

指導役以外の先生や、オペ看さん（手術部専属の看護師）はみな、極力温かい目で見守っていてくれますが、最後の皮膚縫合でチンタラやっていたりすると、周りのイライラレベルはぐんぐん上昇。看護師が巻きで片づけを始めるなか、変な汗をかきながら、無言で黙々と縫合するはめになります。このときの圧迫感は、そこまでの手術時間が長いほど（そして予定時間をオーバーしているほど）、重みを増してのしかかる気がしました。

ところで、教授がオペで毎回のように発する言葉として、「これはなあ、まだ誰もやってない手術なんだよ」「これからの若い人たちはなあ、世界で誰もやってないことをやらにゃいかんよ」といったセリフがありました。

形成外科に進んだのも、新しい術式を自分で考案して、自分で試せるからだったそうです。これからの医者は、誰もができるような手術を、漫然とこなしているだけではだめで、オリジナリティーと国際感覚を持ち合わせた者だけが、生き残っていける……とのことでした。

私は、二ヵ月間の形成外科ローテ中、教授直々に、「外科なんてやめて、形成にしとかんかい」と、何度もリクルートしていただいたのですが、上記の強烈な持論にいまいち共感ができず、心揺らぐには至りませんでした。

外科の真髄は、「誰もができる手術を、確実にできること」にこそあると思います。そのために、ありとあらゆる手術で、標準化が試みられているのです。世界初の新しい術式を生みだして、一回目は運よく成功したとしても、二回目は失敗するかもしれない。形成ならまだしも、一般外科手術での失敗は、患者の死を意味します。外科の世界に、神技や飛び道具は要らないのです。

数ある診療科のなかでも、もっともオリジナリティーを封印すべきなのが、外科なんじゃないかなと思います。〝神の手〟と称される外科医たちも、若手のうちの膨大な時間を基礎訓練に費やし、愚直に腕を磨いてきたはずです。昨日も、今日も、そして明日も、同じ手術を、同じ完成度で再現できること。華やかな独創性や、湧き上がるインスピレーションは、求められていないのです。

私自身、どちらかというと創造性には乏しく、コツコツ誠実に継続して、ステップアップしていく過程に、喜びを見いだす性格です。そう考えると、一般外科は正しい選択だったのかもなあ……と、土壇場の直感で決めた道に、じわじわと自信がわいてきました。縫合の初級技術を体得した以外の、二ヵ月間での収穫でした。

コラム

研修医と恋愛・結婚

社会人としては一～二年目で、まだまだひよっ子の研修医ですが、その年齢は、いちばん若くて二四～二五歳。世間的には、結婚していてもまったくおかしくない年ごろです。

さすがに、医学部時代に学生結婚する人は少数派ですが、あらゆる関門を突破し、順当に医師人生を歩みはじめた研修医のときに、それも、仕事にも少し慣れてきた二年目のあいだに、結婚を決める人がどっと増えます。まさに、第一次結婚ラッシュです。

そのパターンとしてもっともありふれていて、かつまともなのが、医学部の学生時代から交際を始め、そのまま結婚に至るケース。お互いの仕事が落ち着き、将来の進路も決まったところで……という、非常に地に足がついた感じ。まっとうすぎて、突っこみどころが（そしておもしろみも）ありません。

次に多いのが、女性側が研修医、男性側が五年目前後の中堅医師というケース。研修医には、その科をまわっている数ヵ月間一貫して、三～六年目あたりの指導医がつくのですが、この関係性が、じつに恋愛に発展しやすいのです。

その数ヵ月間にかぎっては、接触頻度が異常なまでに高く、そこ以外の人間関係に乏しく、そしてキャリアがすべてのこの世界では、男性側の圧倒的優位。互いが、無条件に相手を好きになる要素が満載なのです。

そしてこの傾向は、舞台となる科がハードであればあるほど、強くなっていくようにも思います。その筆頭であると思われる外科にて、「創縫合で愛が生まれる」という話を聞いたことがあります。

消化器外科で、メインの腹腔内操作を終えて腹膜を閉じた後、あるいは形成外科で、側胸部や大腿部から広範な皮弁を取り終えた後など、そこには大きな創がぽっかりと残されます。これを縫って閉創するのが、研修医とその指導医の役目なのです。

作業自体は単調なものの、かたや縫合の経験値の少ない研修医ですから、そこそこ長時間に及びます。執刀医はじめ上の先生は、研修医の面倒を指導医に任せ、一時休憩に出てしまったりするので、二人きりで黙々と縫いつづけるわけで、しかも同じ創を縫うとなると、距離もえらく近い。

私も、最初にこの〝縫合愛〟の話を聞いたときには、都市伝説にしか思えなかったのですが、実際に自分がそのシチュエーションに身を置いてみると、あながちバカにもできない……！　と思ってしまいました。オペ室では、マスクで顔の下半分が隠れているため、そのぶん目力が強調され、普段の病棟より数割増しでかっこよく見えるという、夢のない分析もできますが。

とにかく、女性研修医にとって、毎日自分の面倒を根気よくみてくれ、いざというときには助けてくれて、慣れない研修の苦楽を共にしてくれる上級医は、美化されるのも無理はない存在です。それも、五年目くらいって、「いろいろ乗り越えてきた感」が醸しだされていて（一〇年目以上のベテラン医師から言わせれば、研修医に毛が生えた程度なのかもしれませんが）、その余裕が、なんだかすごくかっこよく見えるのです。

主観も多少含まれてはいるものの、実際にこの組み合わせのカップルはとても多く、そしてその〝上下関係マジック〟が、効力を失うことなくゴールインするケースも、それなりにあるようです。時期はやはり、女性側の研修の終わりがけに……となり、男性医師としては、「年貢を納めた」かっこうとなります。

最後にここだけの話、医者同士の職場内不倫も、他業種に比べて多いようです。その組み合わせとしては、三〇代半ば以上の既婚男性医師と、研修医〜五年目前後の独身女性医師、というのがポピュラー。

純粋な医学部男子たちは、学生時代から、あまり遊んでこなかった人が大半です。医師になってもやはり、彼らに遊ぶ時間はない。ところが、その肩書きの持つ威力で、周りの女性たちからは、やたらにちやほやされるようになり、「まあ奥さんがいてくれたほうが楽かな」と、さっさと結婚する。

すると、一通り遊び終わっていないことで、世間の一般男性より前倒しで、いろいろなフラストレーションが噴出してくるのだと思うのです。若い女性医師も、不倫の不毛さを理性で認識するよりも、前述の上級医マジックだったり、多忙な毎日で増幅する独り身の寂しさだったりが、勝ってしまうのだと思います。老婆心もいいところですが、男性医師には、しっかり遊び終わってから結婚することを、心からお勧めしたいです。

第一次ブーム去りし後には、医師の恋愛や結婚に、これといった傾向はないように見受けられるのですが、今後は自分のライフプランもなおざりにならないよう気をつけつつ、同僚や上司のプライベートな動向に、アンテナを張っていきたいと思います。

第9章

第三外科
(胃食道外科・乳腺内分泌外科)

乳腺チームは女の園

二〇一三年四月。気づけば、医者人生も三年目を迎えました。一～二年目の医者が、全国的に「初期研修医」との名称で通っているのに対し、三～五年目前後の医師の呼び方は、病院によってさまざまです。ただの「医員」と呼ぶところもあるし、厳密には研修医ではないのですが、便宜的に「後期研修医」「専門研修医」といった名称も用いられており、多くの施設で定着しています。

東大病院において、一般外科以外のほとんどの科では、三年目で当該医局に入局する運びとなります。スーパーローテートという流浪人を卒業し、特定の医局に〝所属する〟身分になるわけです。その科のスペシャリストをめざす一年生として、自身の修練を積みつつ、下につく初期研修医の指導にあたります。

ところが、東大病院で一般外科（大腸肛門、血管、肝胆膵、胃食道、乳腺内分泌、心臓、呼吸器、小児の各外科）を志した場合、入局は最速で六年目。三～五年目の三年間は、外科医として最低限の素養を身につけるべく、外部病院での一般外科後期研修が義務付けられており、上記の各外科を一定期間ずつローテートするプログラムが組まれています。

つまり、東大病院にてメジャー外科のどこかに入局したかったら、流浪人の身分がさらに三年間延長されるのです。外部病院に出る理由は、大学病院は医者が多すぎるために、自分に回ってくる手術・症例も少なく、鍛錬に必要な十分量の経験が積めないため。「どこ外科かまだ決まっていない人は三年間で決めて、外で揉まれて多少使い物になって帰ってこい」といったニュアンスです。

私も何を思ったか、一般外科医のいばらの道に進むことを決心してしまったので（詳細はエピローグで）、東大病院の外科後期研修システムに則り、三年目の七月から五年目いっぱいまでの二年九ヵ月を、外病院で修業する運びとなりました。そして、しばらく東大から遠ざかるにあたっての、最後の三ヵ月の居場所に、当院メジャー外科の一角・第三外科を選びました。

第一・第二・第三のメジャー外科三つのうち、第一外科は、二年目の夏にローテート済み。第三外科は、「雰囲気が良い」というえらくあいまいな理由で、研修医に人気が高いことは伝え聞いており、せっかく最後の東大病院だから楽しく終わりたいと思い、決めた次第です。

エース級の外科医ぞろいと評判高い第二外科にも、うっすら憧れはありましたが、外に出る前に、ホームで疲れ果てては話にならないのであきらめました（第二外科は肝胆膵領域を扱い、メジャー外科随一の激務が待っている）。

第三外科は、胃食道外科三チームと、乳腺内分泌外科一チームから成っており、外科後期研修医としてのローテート一発目は、唯一の乳腺チームへの配属となりました。

乳腺外科領域では乳癌、内分泌外科領域では甲状腺・副甲状腺腫瘍が、このチームの主に取り扱う疾患でした。どちらも、患者は生来健康な、若年～中壮年の成人（～六〇歳）が大半で、乳癌患者では特にその傾向が顕著でした。

患者に、特記すべき既往症や、手術を受けるにあたってのリスクが少なく、そして手術自体も、乳腺・甲状腺の手術は侵襲が小さめで、術後管理に難渋することはまずありません。術前・術後含め、周術期に重い緊張感は伴わないので、消化器はじめその他のメジャー外科のように、術後管理がうまくいかなくていっこうに退院できない患者というのも、まずいないわけです。

そんなわけで、乳腺内分泌チームの受け持ち患者たちは、どんどん入院してきては、三日～一週間程度で、どんどん退院していきます。入退院サイクルが短い、患者は平均年齢若めで生来健康、オペ短め（通常二時間未満、長くても四〜五時間）と、外科にしてはまったりしていて、その点では、二年目にローテートした女性外科によく似ていました。

違うのは、女性外科以上に、在籍医師が女性だらけだったこと。外科のなかでは業務の負荷が軽めでマイルドなので、手技はやりたいけどハードすぎるのはいやな人にとっては手ごろで、患者も女性だらけなので（患者の比率としては、乳腺六割・甲状腺四割程度だが、乳腺はほぼ全例女性、甲状腺も女性の罹患率が高く、全体的にみても女性が多くなる）、女性医師の方が診療をやりやすかったりもして、外科系の女医が選びやすいポイントがそろっているのだと思います。

私が配属された四月も、オーベン二人・中ベン・後期研修医（自分）・初期研修医と、病棟チーム五人が全員女性。もう一人のオーベンと、科の総監督的な立ち位置にいらっしゃる、准教授と講師の先生の三人だけが男性で、さながら大奥のような構図でした。

お菓子を食べながらチームカンファをしたり、オペ終わりにみんなでタリーズをテイクアウトして休憩したりと、毎日のようになんらかの形で〝女子会〟チックな集まりがあり、ピリピリした空気感は一滴もなし。カンファも、私や初期研修医の先生がつたないプレゼンをするなか、お姉さま三人とおじさま方が、やさしく指導してくださいました。

そして、この四月ならではのもっとも大きな違いが、自分の下に一年目の研修医がついたことでした。私にも、下に研修医がついてくれる日がきたのです。事前に送付されたチーム表で、自分の名前の下に研修医の名前が並んでいるのをみたとき、自分も年をとったなあ……と、二年間の歳月を思わずかみしめてしまいました。

また、入院患者のファーストコール（患者のことで何かあったら、一番最初に連絡がいくドクター）から解放されたのも、はじめはすごく変な感じがしました。病棟でパソコン作業をしていると、どこからともなく看護師さんが続々とやってきて、患者についての報告や相談を受けるわけですが、私と研修医の先生が並んでパソコンに向かっていると、看護師がまず話しかけるのは私ではなく、隣の一年目の先生。

一年目の四月なんかだと、どんなプロブレムでもたいてい一人では判断しきれないので、結局序盤から私が乱入する流れにはなるのですが、「二年目になると、看護師からの扱いがガラッと変わる」というのは、ある程度本当なんだと実感しました。

自分が下を教えるなんておこがましい……。でも、「下がいたら教えるものだ」という、大学病院での暗黙の文化は、私にもそれなりに刷り込まれていました。自分が一年目のとき、消化器内科での最初の三ヵ月に教育係を務めてくれた、指導医の先生のやり方を思い返しながら、不必要に過大なストレスがかかって潰れることのないよう、かといって過保護にカバーしすぎないよう、負荷量を調整しました。

素直で飲みこみの早い子だったので、病棟業務のさばき方はすぐに覚え、チームの一員として機能しはじめてくれました。ただ手技に関しては、当科ではもともと与えられる機会が少ないのもあって、どうしても私がしゃしゃり出るシチュエーションが増えがちで、点滴ひとつにしても、単独で刺しに行かせるタイミングはなかなか難しかったです。

点滴を教えたてのころ、「YouTubeの動画だと早くてよくわからないので、先生が私に刺すところを動画で撮らせてください」と言って腕を差しだしてきたときには、さすが現代っ子だなあと、たかだか二歳しか違わないのに、ジェネレーションギャップを感じてしまいました（彼女は右手に針を刺されながら、その画を左手に持った携帯で撮影していたのですが、外筒を逆血が上がってくるさままでキレイに映っており、「他の研修医にも見せていいですか？」と、なんだか喜んでくれました）。

彼女がはじめて患者に点滴を刺すときや、はじめてカンファでプレゼンをするときには、自分のことのようにドキドキし、後ろで固唾をのんで見守りました。指導がうまくいって、成功体験を一つずつ増やしていってくれることが、自分にとってもこれほどうれしいことだとは思いませんでした。

ただ、比較的余裕のあるこのチームだったからこそ、指導を段階的に組み立てられた面は、少なからずありました。外病院に移ってからは、自分自身ある程度のキャパオーバーは必至です。だからといって、無秩序に下に仕事を押しつけたり、適切な指導なしに放置したりすることなく、フェアな精神と穏やかな面倒見のよさを、できる限り忘れずにいたいと思いました。

初期研修の二年間で荒みきった女子力も、乳腺チームで毎日女子にまみれて、心なしか回復したかに思える一ヵ月半でした。

胃食道外科への召喚

乳腺内分泌外科のメイン病棟は形成外科と共通で、研修医二年目の一二〜一月の二ヵ月を過ごした慣れた病棟で、無駄なストレスは一切なく四月を終え、五月に入りました。GWも明けてしばらく経った五月中旬、1フロア下に位置する九階南病棟、胃食道外科チームに召喚される日がやってきました。

胃食道外科は三チームあり、一チームは食道専属、あとの二チームは主に胃外科領域を扱っていました。チームは、オーベン―中ベン（当科では六年目）―後期研修医（三年目）あるいは初期研修医（一・二年目）の、三〜四名体制。私は引き続き、第三外科所属後期研修医の立ち位置で、胃外科二チームのうちの一チームに加入することになりました。

胃食道の先生方は、第三外科全体のカンファや抄読会《しょうどくかい》（最近に医学雑誌に投稿された英語論文のなかから、各自が興味深いものを選んで通読し、考察を加えながら紹介する）、薬説（製薬会社の説明会）で見かけることはありましたが、なにしろ乳腺チームは病棟も別でかなりの独自路線、ほとんど絡む機会はありませんでした。

知らない病棟、知らない看護師さん、顔と名前がぎりぎり一致する程度の上級医の面々……そして何より、二年目の夏以来八ヵ月ぶりとなる、メジャーな消化器外科。怒られて、恥をかきながらでも、体当たりに食らいついて仕事を覚えよう……そんな思いでした。

それに、来たる七月からの外病院でのアウェーっぷりは、きっとこんな程度では済まないはずです。病院自体の地理やシステムには精通していて、電子カルテを使いこなせるだけ、数段ましに決まっています。

乳腺チームという温室から脱却して、次の新しいコミュニティに組み込まれにいくのは、研修医のときとは微妙に違った緊張感がありましたが、ほのかにわくわくしている自分もいました。一般外科を志望し、三年間の外科系ローテートを自ら選択しただけあって、私にとって環境の変化は、不安はあっても恐怖ではないのです。完全なるアウェーに放り込まれる前の準備段階として、フィジカルとメンタルを目覚めさせるには、とてもありがたいタイミングで異動させてもらえたと思います。

乳腺チームでは、下に一年目の研修医がついてくれていましたが、異動に伴って私はまた下を失い、ファーストコールに華々しく返り咲きました。ですが、五月後半の半月に関しては、四月からいる三年目の同期が一人残留しており、チームに三年目が二人という恵まれた布陣。もともといた三年目の同期に、中ベン一人にオーベン一人と、トリオとしてすっかり完成されているところに私が加わる、それこそかつての第一外科への合流時を彷彿とさせる状況でした(第7章参照)。

月の変わった六月からは、もう一人の三年目がその第一外科に旅立ち、私がトリオの一角兼、絶対的ファーストコールとして取り残される体制が、待ち構えていました。久々のプレッシャーとともに、東大病院フィナーレとなる一ヵ月が始まりました。

ひさびさ頻コール……深夜の全員集合

前述のとおり、胃食道外科にはチームが三つあるため、受け持ち患者人数こそ常識的範囲内でしたが（一五人はまず超えない）、術後患者は手術でお腹のなかをいじってきているだけあって、それなりにいろいろ起こるわけで、結果としてＰＨＳがよく鳴るようになりました。

そうだ、これがファーストコールというやつだったな……たった一ヵ月半解放されただけでも、ひさびさの頻コール、〝鬼電（鬼のように電話が鳴りまくる状態のこと）〟はわずらわしく、下に誰かついてくれることのありがたみを、改めて痛感しました。

ケモ（化学療法）患者についても、多彩な副作用の生じる可能性があり、好中球（白血球のうちの一分画）減少といった重篤なものの割合も高いため、入院期間が長めに設定されており、「入院初日に点滴刺して、薬落としたら翌日退院」だった乳腺のケモとは、かなり様相が異なりました。

そしてもっとも大きな違いは、重症患者の有無でした。私のチームには、長らく第一ＩＣＵに入院しつづけている最重症患者が一人おり、そのたった一人がいることでの重みは、前ームの乳腺内分泌外科、ひいては二年目でローテートした第一外科や形成外科でも、感じようのないものでした。

その患者の、ほぼ唯一にして最大のプロブレムが術後出血で、胃癌根治術の翌日に、創部から大量出血してICU入室となり、その後も再出血と止血術をくり返していました。私が加入するまでの一ヵ月弱は、再出血するたびに緊急手術で、出血点の検索と結紮止血を施していたのですが、手術では止めきれないとの判断になり、途中から方針が血管内治療（動脈造影下でのコイル塞栓術）に変更されました。

チームに加わって最初の二週間で、再出血五回以上。もちろん急変は時間を選んでくれないので、休日や夜間にも容赦なく再出血が勃発し、そのたびにチーム大集合劇（といっても三人ですが）がくり広げられました。

日曜の深夜二時、その日の当直だった中ベンの先生から、「〇〇さんがまた出血してて、アンギオ（上記の血管内治療）になるから今から来てほしい」と携帯にコールがあり、国分寺からタクシーをぶっとばして、一万五千円かけて駆けつけたこともありました。ガンガン上がっていくタクシーのメーターをうつろな目で見つめながら、「やっぱりこれが外科か……」と泣きたくなったのを覚えています（ちなみに中ベンの先生が神だったため、タクシー代は全額払ってくれました）。

その後も、状態が落ち着いたからと、次のステップに踏みだそうと思った矢先に、急変して後退……のくり返し。チーム内で唯一、その人の全経過には関わっておらず（元気だったころを知らず）、悪化の一途をたどりはじめてから加わった私は、その人を良くしたいというモチベーションに、当初から不安がありました。毎晩のように呼びだされて、深夜の緊急アンギオで何時間も立ち尽くして消耗（＆被曝）しようと、それだけの甲斐があるとはどうしても思えず、ローテーターという根無し草ならではの、馬力のなさを露呈したと思います。

しかし、ＩＣＵ滞在が一ヵ月を超えたころからは、第一ＩＣＵ所属の救急部ドクターたちも策を出し尽くした感があり、毎朝の合同カンファでも、建設的な議論が難しくなってきました。

体内の血液を、数日ごとに輸血で総とっかえしてまで、アリ地獄から救い上げることに、どれだけ意味があるのか……？　これが大学病院じゃなかったら、急変のたびに迅速で繊細な対応が施される環境じゃなかったら……という残酷な本音を、誰もが心のどこかで抱かずにはいられなかったし、私たちもその叫びをぐっとこらえながら、頻発する急変への対応にあたっていました。患者を再出血や血圧低下、呼吸状態悪化などからなんとか持ちこたえさせるたびに、チームは確実に疲弊していきました。

結局、手を替え品を替えて、だましだまし乗り切っていた再出血も、奮闘むなしくいよいよコントロールできなくなり、アクティブな出血さえなければ、比較的安定していたバイタルも、平常時から崩れはじめました。

経過がなだらかな下り坂をたどっているのは誰が見ても明らかで、主治医（チームのオーベン）判断でフルファイトをあきらめ、以降はＢＳＣ（Best Supportive Care：積極的な治療介入をせず、緩和ケアのみ行っていく）の方向で、粛々と管理していくことになりました。本当に、こちらの肉体と精神の方がどうにかなってしまいそうな極限の状況下で、苦悩から学んだことも多かったと思います。

最期の瞬間には、病室で立ち会わせてもらった私でしたが、その後の身辺整理と霊安室への移動中には、その日の午後に来た緊急入院患者の処置をしており、そちらが終わるやいなや、息を切らしながら霊安室に駆けつけました。

献花を手にご遺体の前に立つと、これまでの死闘の日々がフラッシュバックしてきて、患者も持ち前の驚異的な生命力で、生きようとがんばってくれたのに……と、やりきれない思いでした。娘さんは目を泣き腫らしていて、家族一同が悲しみに暮れながらも、気丈に見送ろうとしている光景を見ていると、治療を成功させてあげられなかった無力感でいっぱいになりました。

訪れた親族全員と、ＩＣＵ看護師、もともといた一般病棟の看護師がみなすすり泣くなか、今まで急変のたびにＩＣＵに呼びだされ、患者を一番近くで支え、私たちといっしょに闘ってくれたご主人と、私を含む担当医三人だけが、泣いていませんでした。

患者の意識がまだはっきりしていたころ、患者は思うように良くならない苛立ちからか、ご主人を平手で叩いて、ストレスをあらわにすることもありました。ご主人は怒りも泣きもせず、いつも穏やかに笑いながら、それを受け止めていました。患者を亡くして一番つらいはずなのに、見送りの最後まで取り乱すことなく、娘さんたちを慰め、一同を率いて淡々とふるまっていらっしゃいました。「先生方、長いことありがとうございました。ご苦労様でした」と頭を下げるさまも、いつもとあまりに変わらなくて、それが逆に泣けました。

主治医のオーベンをはじめ、私たち担当医も、患者から怒りをむき出しにされ、当たられることがありました。でも、ある日の夕回診にて、ご主人に付き添われていた患者がオーベンを呼び寄せて、例のごとく引っぱたいた後、おもむろにその手をとり、「あ・り・が・と・う」と、一文字ずつゆっくりと、力強く書き伝えたことがありました（挿管中で声が出せないものの、まだ筆談でコミュニケーションがとれていた）。すごくシンプルなやりとりだったけれど、患者と家族と私たち医者が、確実に通じ合うのを感じました。あのとき場に流れた、温かい空気は忘れられません。

霊柩車への搬送を見守るあいだ、その場面もあざやかによみがえってきました。蓄積していく疲労にやられて、いつしか「こんな毎日からいつ解放されるんだろう」という点に意識が向かっていた自分に、否が応にも気づかされ、自己嫌悪でいたたまれなくなりました。

外科を選んだ以上は、医者のなかでもとりわけ、人の命を預かる立場になるわけで、ローテーターだからということなど、言い訳にしかなりません。義務感じゃなくて、使命感で動けなきゃいけないんだ……。自分は、そういう外科医になれるんだろうか。今後、何度となく立ちはだかってくるのであろう、高くぶ厚い壁の一角を見た気がしました。これから始まる長い戦いの縮図のような、一ヵ月半だったと思います。

ホームに別れ……新天地へ

東大病院での締めくくりに選んだ、三ヵ月の第三外科。研修医二年目の夏のすべてを捧げた第一外科とは、同じメジャー外科でもまったく雰囲気が違っており、その院内随一のノリの良さと自由さで、若手人気が高いのもうなずけました。

　また、二年目の秋という、とんでもなくギリギリの時期に外科を志した身からすると、「外科医になる」との前提で臨んだ、唯一のメジャー外科でもありました（一二～一月にまわった形成外科はマイナー外科なので）。

　そういう意気込みで日々の業務に取り組んでいると、自分に備わっている外科的素養は、知識面でも手技面でもあまりに貧弱で、自分はこの二年間いったい何をしていたんだろう……と、とりわけ一年目のころの自分が悔やまれました。

　ですが、慣れた職場で三年目を迎えたことで、病棟やオペ室にはドクター・ナースを含め、お互いよく見知った人が多く、そういった意味では、安心感に包まれた三ヵ月でした。大学に戻ってきたばかりのころには、なんとなく怖いイメージを持っていたオペ看さんも、「先生外科に行くの？　すごーい、がんばってくださいね！」と、気さくに話しかけてくださいました。

　乳腺チームのときには、病棟が同じ形成外科の先生方から、「あのとき（一二～一月のローテ時）から外科外科言ってたけど、ブレなかったねえ。でも、外科で数年やったら形成来てくれるんでしょ?」と言っていただいたりもしました。

東大病院との別れのときが近づくにつれ、折にふれて実感するその温かさが、「外科で間違ってないよ」と背中を押してくれているようで、この場所に育ててもらったんだなぁ……と思うと、不思議と泣きそうになりました。

とにかく、外科の世界に飛び込んだ以上、私はまた最下層の一年生です。学ぶべきことだらけだと思うので、一年目の駆け出しのころを追体験するかのように、自信を喪失しては、這い上がって食らいついていく毎日が待っているのだと思います。

次に東大に戻ってくるのは、外科後期研修という名の、二年九ヵ月におよぶ修業期間を経て、最速で六年目。東大をホームとして絶大に信頼しているとはいえ、大学に骨をうずめる覚悟があるかと聞かれると、はなはだ怪しいところです。

ただひとつはっきりしているのは、この先東大に帰還して一歯車になっても、そのときにはもはや、最下層ではなくなっているということです。若手としての最後の苦汁をなめつくし、中堅外科医に羽ばたくための場所として、次の赴任先の多摩総合医療センターが、私を待っています。

エピローグ――外科医になる

　こうして、二年間の初期研修を終え、外科後期研修の最初の三ヵ月間を東大病院で過ごした私は、新天地で本格的に、外科医としてのスタートを切りました。

　多摩総合医療センターに後期研修医として所属する期間は、最長で二年九ヵ月。救命救急センターが有名で、小児や各種外科系にも強い、かなり忙しい病院と聞いており、今からプレッシャーを感じています。ですが、そのぶんそれを支える若い世代のドクターが多い病院で、初期研修や後期研修の人気も高いらしく、これまでに働いた二病院とは、また違った刺激を受けられるのではないかと、楽しみな気持ちもあります。

　そもそも、医学部時代から、初期研修一年目が終わるあたりまでは、外科の「げ」の字も頭になかった私。本編にも書いたように、研修医二年目の夏、必修外科の名目で、なかば強制的に第一外科をローテートしたことが、大きな転機になりました。

　それまで、誰かに志望科を聞かれたら「精神科か皮膚科かな～」などと答えていた私が、天変地異並みに真逆の決断に至った経緯は、なかなか説明が難しく、そして説明したところで、たいていの人にはわかってもらえません。そういうときには、比較的言語化しやすい理由として、「性格的に合っていそうだったから」と答えることにしています。

まずひとつに、外科そのものの性質。手術をしたからといって、めでたしめでたしではないのだけれども、それでも内科よりは、白黒はっきりつくケースが多い。手術という絶対的なメルクマール（指標）があるので、何年目でアッペ（虫垂炎）・ヘルニア、何年目でエルステマーゲン（はじめての胃切除術）と、目安となるハードル設定が明確で、ステップアップしていく感覚が得られやすい。こういった点が、元来単純な自分には向いていると思いました。

次に、外科医としての生き方。昨今外科を志す若手が少ないのは、外科では強い熱意や確固たるビジョンよりも、「つべこべ言わずにやる」根性が美徳とされているから……という理由もあると思います。逆に言えば私のように、医療の世界で自らを差別化させることへのモチベーションが薄い人間にとっては、変に周囲に惑わされずに済み、安定して生きやすい可能性もあるわけです。

日々降りかかる膨大な業務量と、夜間も土日も関係ない、絶大な拘束時間……それらを甘んじて受け入れ、継続すること。そうやっているうちに勝手についてくる最低限の素養が、ゆっくりでも着実に、自分の付加価値・武器になっていく。単純に忙しいので、余計なことで悩む肉体的／精神的余裕がない点も、ひまになると何かと考えてしまう私には、都合がいいのかもしれないと思いました。

単に外科系というだけなら、なにもドメジャーにいかなくても、眼科や耳鼻咽喉科、皮膚科や形成外科といったマイナー外科でもよかったわけですが、それはある一つの領域、一つの臓器への絞り込みに他なりませんでした。「自分はひたすら目を診たい、耳や鼻を診たい」という限局された情熱は、結局最後まで湧いてきませんでした。

前述したように、東大病院の一般外科の後期研修プログラムに乗った場合、外部病院での二〜三年間の武者修業が必須となり、そこで消化器・肝胆膵・呼吸器・心臓血管・小児外科といったあらゆる外科を、一定期間ずつローテートします。「まだローテーターでいられる」ことは、私にとっては大きなメリットでした。

もちろん、研修医時代のようにお客様扱いではなくなり、要は「いくらでも働かせてかまわない存在」として組み込まれにいくのですから、多忙は必至です。けれど、組織に所属することで発生する、特有のしがらみや雑務はおそらく最小限で、より本質的な、純化された忙しさになっていく気がします。

体力的にしんどくても、とにかく前を向いてがんばれば、それなりの形に仕上がってくる、カラリと明快な世界。他科に比べて一人前になるまでの道のりが長く、そのぶん将来の選択を狭める時期も、先延ばしにできること。なんだかんだ言って、圧倒的に王道であること。今どきの賢明な研修医たちには、かえってデメリットになりそうな要素ばかりが、私には決め手となったのかもしれません。一生懸命言語化を試みると、こういう感じになります。

医者の本質を理解しないまま、二四歳で医者になったように、今度は外科の本質を理解しないまま、そこへの幻滅や挫折を経験しないまま、私は外科の世界に飛び込もうとしています。重大な局面に限って「理性より直感」、得意のお気楽戦法で決めた道に、不安がないわけではありません。きっと今まで以上に迷い、悩むと思うし、ときには後悔だってすると思います。

ただひとつ確かなのは、研修医時代に私が充実感を得て輝いていた（と、今となっては思える）のは、内科でもマイナー外科でも精神科でもなく、毎日ぶっ倒れそうになりながら這いずり回った、第一外科であり第三外科でした。ギリギリの負荷がかかった、本来めいっぱいになるはずの状況でこそ、目を死なせずに、どこまで軽やかに乗り越えていけるか……。

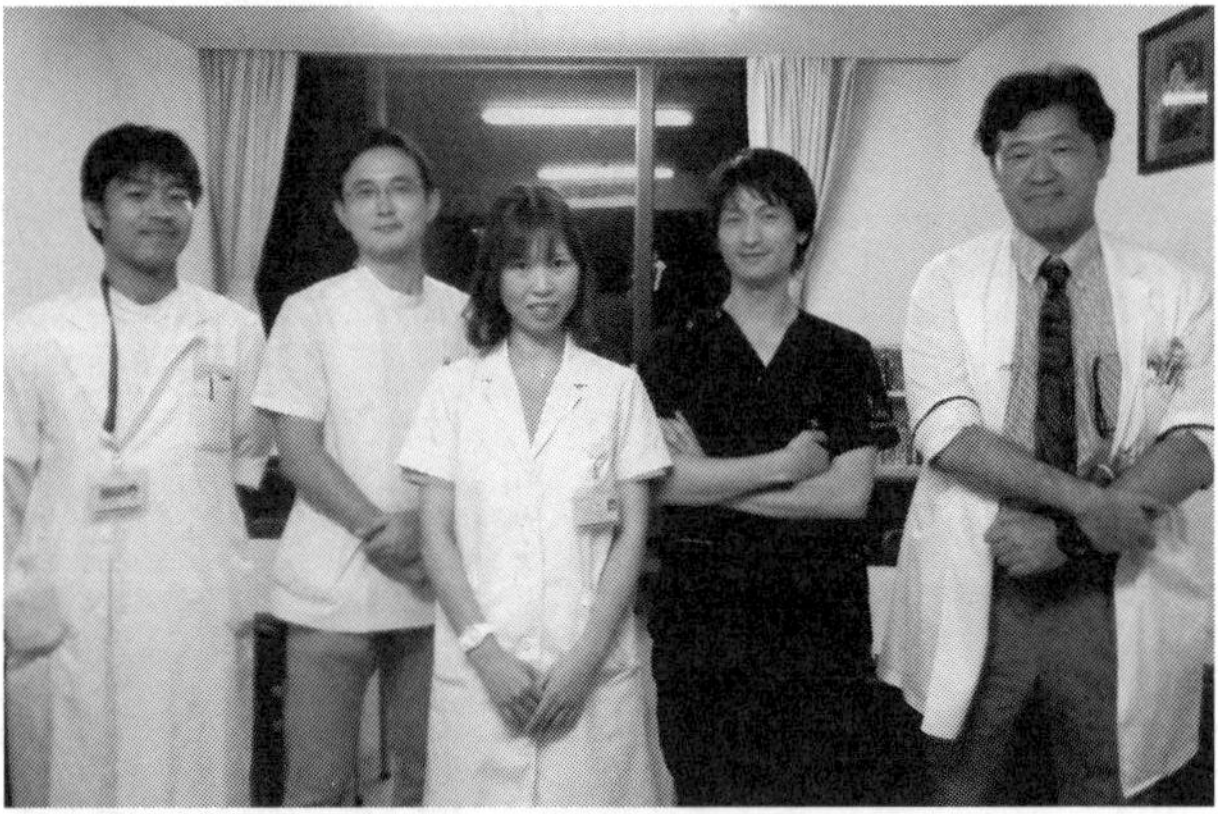
第一外科のチーム（中央が私）

これが私の美学なんだろうなと、この二年間で気がつきました。ある意味、ええカッコしいなのかもしれません。

余裕のないなかでも、素直さと謙虚さを失わず、求められる仕事に真摯に向き合えること。メンタルが荒んでもしかたのない毎日でも、穏やかでフラットな精神状態を保ち、他人にやさしく、自分に厳しくいられること。

こう書いていると、まるで聖人君子をめざすような気分になってきますが、そういう人になりたいから外科を選んだんだろうし、それで間違ってなかったと思っています。自分も、つくづく面倒なプライドを持ったものですが、そのストイックさを枯らせたら、自分ではないなあという気もします。

ライフワークバランスがもてはやされて久しい世の中ですが、いろんなものと折り合いつけて働くなんて、もっと年を取ってからでも、いくらでもできます。まだ若いうちから、仕事で傷つかない生き方なんて、心底つまらないと思います。努力の対価が点数でつく世界でずっと生きてきて、バランスと能率に縛られていた私を変えたのが、二年間の初期研修でした。

医者の仕事は、はっきり言って非効率とアンバランスの塊です。そこで多少の自己犠牲を厭わず、本気で立ち向かうからこそ、この仕事は尊いんだと思います。どこまでやれるのかは未知数ですが、たとえ自己満足でもいいから、守りには入りたくないです。新たな場所でも自分らしさをついえさせず、毎日を嘘のない笑顔で、働いていければと思います。

Chuko Shinsho
La Clef

中公新書ラクレ 471

東大《とうだい》病院《びょういん》研修《けんしゅう》医《い》
駆《か》け出《だ》し女医《じょい》の激闘日記《げきとうにっき》

2013年10月10日発行

著者　安川佳美《やすかわよしみ》

発行者　小林敬和
発行所　中央公論新社
〒104-8320 東京都中央区京橋 2-8-7
電話　販売　03-3563-1431
　　　編集　03-3563-3669
URL http://www.chuko.co.jp/

本文印刷　三晃印刷
カバー印刷　大熊整美堂
製本　小泉製本

Published by CHUOKORON-SHINSHA, INC.
Printed in Japan　ISBN978-4-12-150471-5 C1247

中公新書ラクレ刊行のことば

世界と日本は大きな地殻変動の中で21世紀を迎えました。時代や社会はどう移り変わるのか。人はどう思索し、行動するのか。答えが容易に見つからない問いは増えるばかりです。1962年、中公新書創刊にあたって、わたしたちは「事実のみの持つ無条件の説得力を発揮させること」を自らに課しました。今わたしたちは、中公新書の新しいシリーズ「中公新書ラクレ」において、この原点を再確認するとともに、時代が直面している課題に正面から答えます。「中公新書ラクレ」は小社が19世紀、20世紀という二つの世紀をまたいで培ってきた本づくりの伝統を基盤に、多様なジャーナリズムの手法と精神を触媒にして、より逞しい知を導く「鍵《ラ・クレ》」となるべく努力します。

2001年3月